STOP THE

認知症

低栄養

フレイル

ADL低下

老年症候群

60歳からの

血糖コントロールごはん

健康寿命を脅かす認知症・低栄養・フレイル・ADL(日常生活動作)低下・老年症候群等と、
高齢期の糖尿病との関連が多くの研究から示され、その対策が求められています。
加齢とともに、血糖の変動の仕方や特徴も変化します。
この本は、すでに糖尿病と診断され食事療法中の人はもちろん
最近太ってきたり、血糖値が高くなってきたと自覚のある人や、
健康診断でメタボリックシンドロームと判定された人にもおすすめの1冊です。

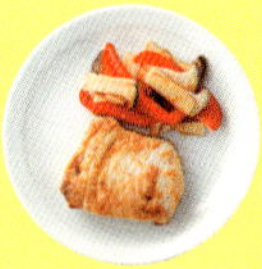
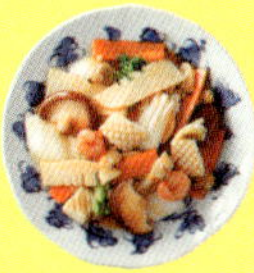
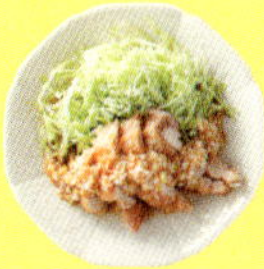
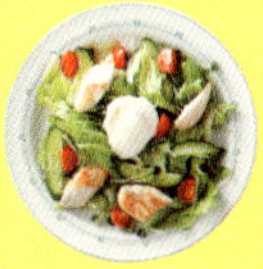
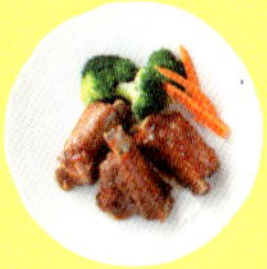
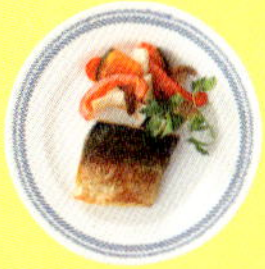

女子栄養大学出版部

高齢期の糖尿病における2つの課題

現在、わが国の糖尿病患者は約1000万人いると推定されますが、その約70％以上は65歳以上です。高齢者糖尿病の増加は、認知症などを伴った糖尿病患者が増えることにつながり、大きな社会問題になりつつあります。わが国の高齢者は若返っており、30年前の65歳は現在の75歳〜80歳台前半に相当することが明らかになっています。この高齢者の若返りには、薬の進歩に加えて、食生活の変化が影響していると考えられます。寿命が延びることによって、それぞれのライフステージを考慮した治療や食事療法がますます必要となります。

中年期から高齢期にかけての糖尿病の問題点は2つあります。40歳〜64歳までの中年期の糖尿病では肥満が問題で、高血圧、脂質異常症を伴う人が増えています。こうした人たちには、炭水化物または脂肪の摂取を減らすことで体重を減らし、血糖、血圧、血中脂質をよくすることで糖尿病の合併症を予防するようなメタボ対策がたいせつになります。

一方、75歳以上の糖尿病ではサルコペニア（筋肉減少症）やフレイル（虚弱）をきたしやすくなります。低栄養によって、サルコペニアやフレイルは悪化し、転倒、要介護、死亡へとつながりかねません。したがって、こうした人たちには、充分なたんぱく質やビタミンをとることで低栄養の対策を行なうことが望ましいのです。

本書では、こうした2つのパターンの糖尿病の人に合わせた食事を紹介していることが大きな特徴です。まず、①標準的な高齢者糖尿病の食事として、東京都健康長寿医療センターにおける食事の献立を紹介し、次に②サルコペニア・フレイルの対策が必要な高齢者のための料理を紹介しています。さらに、高齢者の糖尿病では、食後の血糖が高くなることが知られています。食後の高血糖があると動脈硬化の病気や認知症などをおこしやすくなるともいわれています。食後の血糖をおさえるためには食物繊維をとり、食後に運動を行なうことがたいせつです。そこで、③食後の血糖値スパイクをおさえる料理もあわせて紹介します。

糖尿病の重症化予防対策と高齢者の低栄養防止・フレイル対策は、厚生労働省の健康寿命を延伸するための重要な柱ともなっています。本書が多くの糖尿病や糖尿病予備軍の人、またはその家族の一助となり、健康寿命を延ばすことに役立てていただければ幸いです。

東京都健康長寿医療センター内科総括部長　荒木　厚

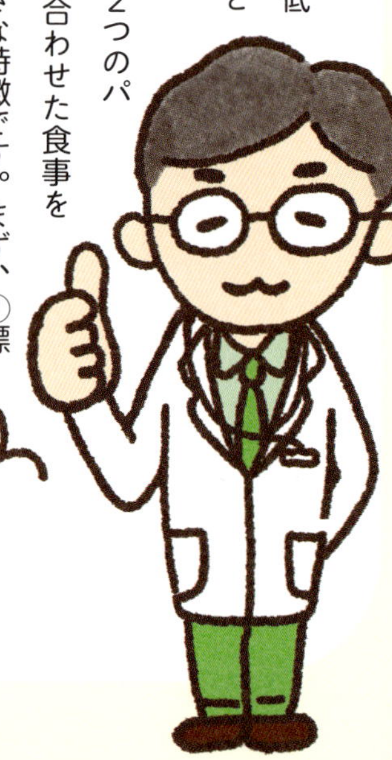

60歳からの糖尿病とじょうずにつき合うために

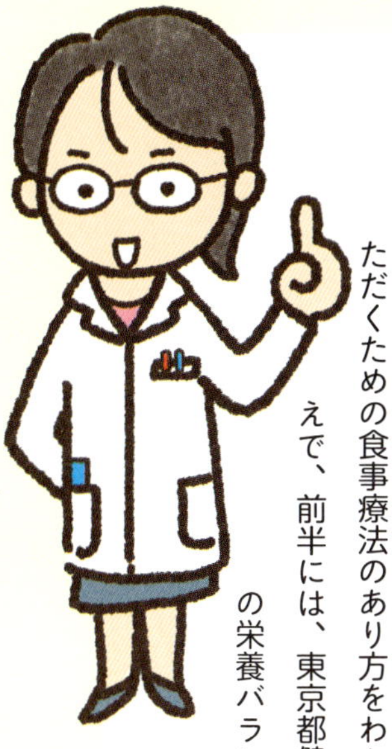

若い糖尿病患者さんへの食事指導は、減量が一つの大きな目標となることが多いのですが、高齢期になると、一口に「糖尿病」といっても一律ではなくじつにさまざまです。特に血糖コントロールにおいて体重管理はたいせつですが、太りすぎは加齢とともに減少し、むしろ、やせによる低栄養が心配な患者さんが増えてきます。そこで、高齢者の健康長寿の実現を目指す病院の管理栄養士として私たちがたいせつにしていることは、一人ひとりの病態や生活習慣等に即したオーダーメードの食事療法です。無理な強制は禁物、長続きできる方法で食事療法を行なっていただきます。

本書では、60歳ごろから血糖値が気になり始めたかた、すでに糖尿病と診断されているかたが、健康長寿をめざして過ごしていただくための食事療法のあり方をわかりやすく解説したうえで、前半には、東京都健康長寿医療センターの栄養バランスのよい1週間の献立を掲載しました。エネルギーに配慮し、食塩量は控えめで、野菜をたっぷりおいしく食べられるくふうがされていて、患者さんからも好評です。後半は、管理栄養士が考えた、低栄養やフレイル（虚弱）予防にも役立つたんぱく質豊富なメニューや、急激な血糖上昇をおさえる一品料理とおやつを提案します。

60歳からのライフスタイルを想定し、2人分の料理をなるべくカンタンに、おいしく作ることをコンセプトにまとめました。多くのかたは「病院の食事はおいしくない」「糖尿病になると制約ばかりの食事」というイメージをお持ちでしょう。しかし、この本を手にとれば、そのことが誤解であることはすぐにお気づきになられるでしょう。実際に、糖尿病の食事には食べていけないというものはありません。

高齢期の糖尿病とじょうずにつき合うために、健康長寿をめざした食事のコツとワザを満載した本書を、ぜひご活用いただき日々の食事療法に生かしていただければ幸いです。

女子栄養大学栄養学部准教授　管理栄養士　府川則子

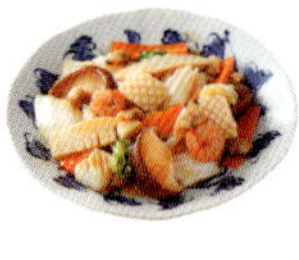

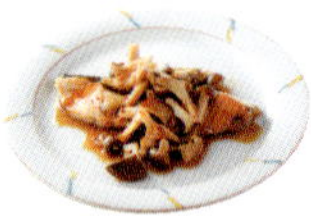

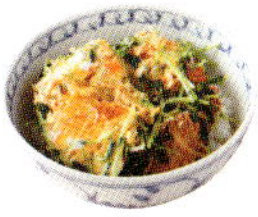
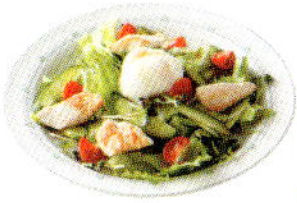
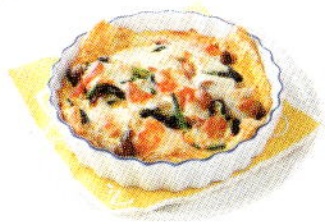
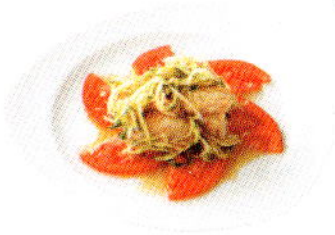
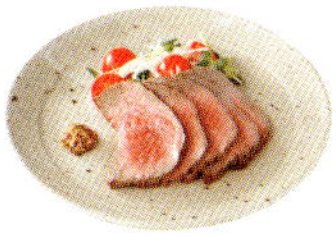

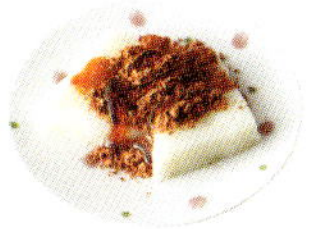
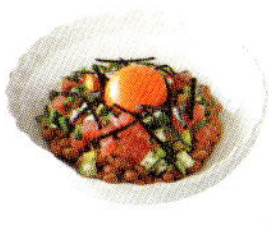
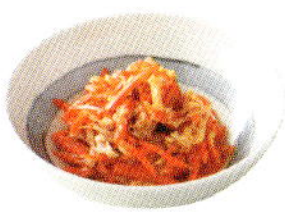

この本の使い方

レシピについて

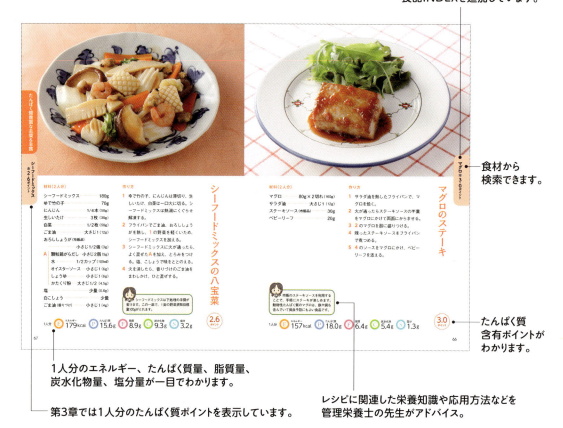

第3章と第4章では、
食品INDEXを追加しています。

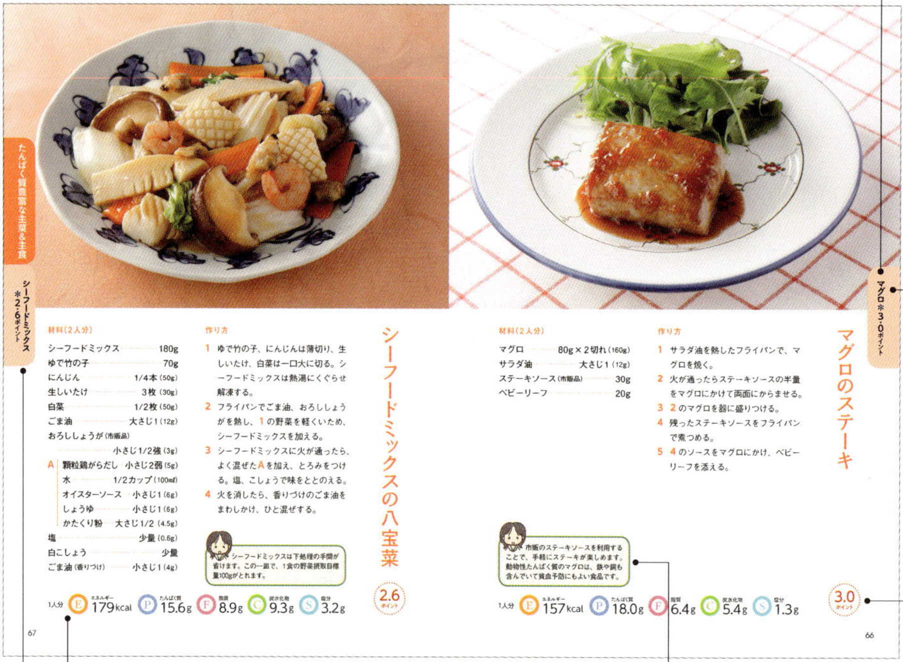

マグロ＊3.0ポイント

マグロのステーキ

材料（2人分）

マグロ	80g×2切れ（160g）
サラダ油	大さじ1（12g）
ステーキソース（市販品）	30g
ベビーリーフ	20g

作り方

1 サラダ油を熱したフライパンで、マグロを焼く。
2 火が通ったらステーキソースの半量をマグロにかけて両面にからませる。
3 2のマグロを器に盛りつける。
4 残ったステーキソースをフライパンで煮つめる。
5 4のソースをマグロにかけ、ベビーリーフを添える。

市販のステーキソースを利用することで、手軽にステーキが楽しめます。動物性たんぱく質のマグロは、鉄や銅も含んでいて貧血予防にもよい食品です。

1人分 E エネルギー 157kcal P たんぱく質 18.0g F 脂質 6.4g C 炭水化物 5.4g S 塩分 1.3g

3.0 ポイント

66

たんぱく質豊富な主菜&主食

シーフードミックス＊2.6ポイント

シーフードミックスの八宝菜

材料（2人分）

シーフードミックス	180g
ゆで竹の子	70g
にんじん	1/4本（50g）
生しいたけ	3枚（30g）
白菜	1/2枚（50g）
ごま油	大さじ1（12g）
おろししょうが（市販品）	小さじ1/2強（3g）
A 顆粒鶏がらだし	小さじ2弱（5g）
水	1/2カップ（100mℓ）
オイスターソース	小さじ1（6g）
しょうゆ	小さじ1（6g）
かたくり粉	大さじ1/2（4.5g）
塩	少量（0.6g）
白こしょう	少量
ごま油（香りづけ）	小さじ1（4g）

作り方

1 ゆで竹の子、にんじんは薄切り、生しいたけ、白菜は一口大に切る。シーフードミックスは熱湯にくぐらせ解凍する。
2 フライパンでごま油、おろししょうがを熱し、1の野菜を軽くいため、シーフードミックスを加える。
3 シーフードミックスに火が通ったら、よく混ぜたAを加え、とろみをつける。塩、こしょうで味をととのえる。
4 火を消したら、香りづけのごま油をまわしかけ、ひと混ぜする。

シーフードミックスは下処理の手間が省けます。この一皿で、1食の野菜摂取目標量100gがとれます。

1人分 E エネルギー 179kcal P たんぱく質 15.6g F 脂質 8.9g C 炭水化物 9.3g S 塩分 3.2g

2.6 ポイント

67

食材から
検索できます。

たんぱく質
含有ポイントが
わかります。

1人分のエネルギー、たんぱく質量、脂質量、
炭水化物量、塩分量が一目でわかります。

レシピに関連した栄養知識や応用方法などを
管理栄養士の先生がアドバイス。

第3章では1人分のたんぱく質ポイントを表示しています。

表記の基本

●炭水化物と糖質

炭水化物＝糖質+食物繊維。『日本食品標準成分表2015年版（七訂）』に「糖質」という項目はなく、本書の栄養成分値一覧にも、「糖質」という項目を設けていません。糖質の値は、「炭水化物」から「食物繊維」を差し引いた値で求めます。

●脂肪と脂質

「脂肪」は、動植物由来の油脂と同義語で、おもに中性脂肪を指します。常温で液体のものを「油」、常温で固体のものを「脂」といいます。一方、「脂質」は、中性脂肪、コレステロール、リン脂質、脂溶性ビタミンなどの総称です。本書では、栄養成分においては「脂質」とし、商品名の一部に「低脂肪乳」などの記述がある場合は、「脂肪」表記を用いています。

●エネルギーとカロリー

「カロリー」はエネルギーを表す単位の一つで、「kcal：キロカロリー」で表します。

●塩分

「塩分」は、食塩相当量を指します。『日本食品標準成分表2015年版（七訂）』における「食塩相当量」とは、食品に含まれるナトリウム量の合計に、2.54をかけて求めます。

●食品（魚介・肉・野菜・くだものなど）の重量は、特に表記がない場合は、正味重量です。正味重量とは、皮、骨、殻、芯、種などの食さない部分を除いた、実際に食べる重量のことを指します。『日本食品標準成分表2015年版（七訂）』において、食さない部分の割合は、食品ごとに廃棄率として提示されています。

●材料の計量は、標準計量カップ・スプーンを使用しています。小さじ1＝5mℓ、大さじ1＝15mℓ、1カップ＝200mℓが基準となり、調味料等の比重により、重量は若干異なります。

●フライパンは、フッ素樹脂加工の製品を使用しました。

●電子レンジは、600Wにて調理をしています。ご使用の電子レンジのW数が、600Wより小さい場合は調理時間を長めに、大きい場合は調理時間を短めに調整してください。

●調味料は、特に表記のない場合は、塩＝精製塩（食塩）、砂糖＝上白糖、酢＝穀物酢、しょうゆ＝濃口しょうゆ、みそ＝淡い色のみそを使用しています。

●「だし」「無塩だしの素」は、理研ビタミンの「本かつおだし（商品名）」を使用しています。

第1章

血糖管理は
健康長寿の秘訣

今や60代以上の３人に１人が糖尿病かその予備軍という時代に。
この章では、加齢とともに、血糖値が高くなる理由から、
一般的な成人期とは異なる、高齢期ならではの糖尿病の病態、
合併症や低栄養、認知症、フレイル等の
その先にあるリスクまで解説します。
高血糖はなぜいけないのか、1日にどれだけ食べたらよいかを理解して、
血糖コントロール目標を立てること。それが、健康長寿の第一歩です！

60代からの糖尿病の実態

Dr.荒木の診察室

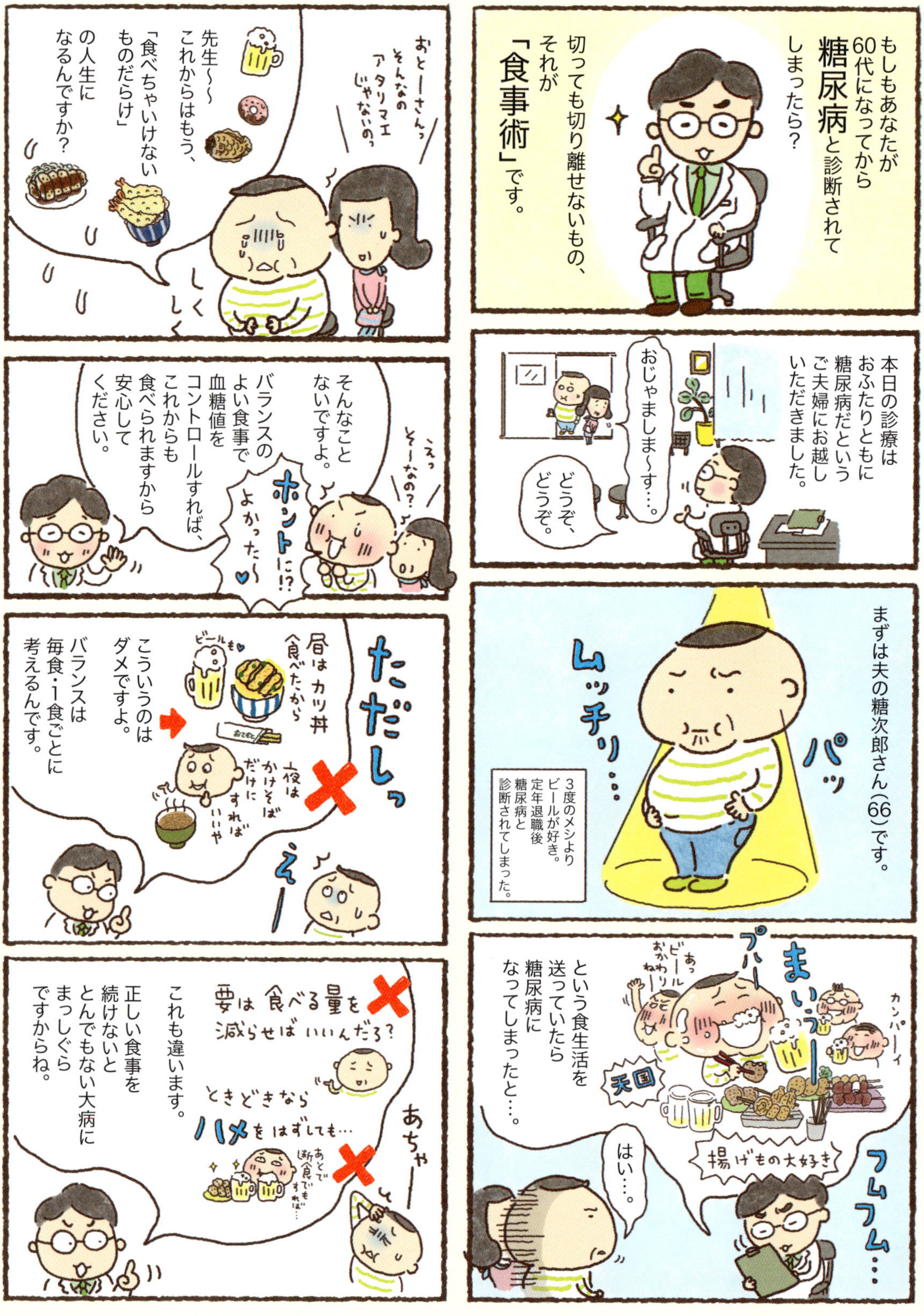
もしもあなたが60代になってから
糖尿病と診断されてしまったら?
切っても切り離せないもの、
それが
「食事術」です。
本日の診療はおふたりともに糖尿病だというご夫婦にお越しいただきました。
おじゃましま〜す…。
どうぞ、どうぞ。
まずは夫の糖次郎さん(66)です。
パッ
ムッチリ…
3度のメシよりビールが好き。定年退職後糖尿病と診断されてしまった。
という食生活を送っていたら糖尿病になってしまったと…。
プハー
まいう〜
あっビールおかわりねー
カンパーイ
天国
揚げもの大好き
はい…。
フムフム…
先生〜〜これからはもう、「食べちゃいけないものだらけ」の人生になるんですか?
おとーさんっそんなのアタリマエじゃないのっ
しくしく
そんなことないですよ。
バランスのよい食事で血糖値をコントロールすれば、これからも食べられますから安心してください。
ホントに!?
よかったー♥
えっそーなの?
ただしっ
昼はカツ丼食べたから
ビールも♥
夜はかけそばだけにすればいいや
こういうのはダメですよ。
バランスは毎食・1食ごとに考えるんです。
えー
要は食べる量を減らせばいいんだろ?
ときどきならハメをはずしても…
あとで断食でもすれば…
これも違います。
正しい食事を続けないととんでもない大病にまっしぐらですからね。
あちゃー

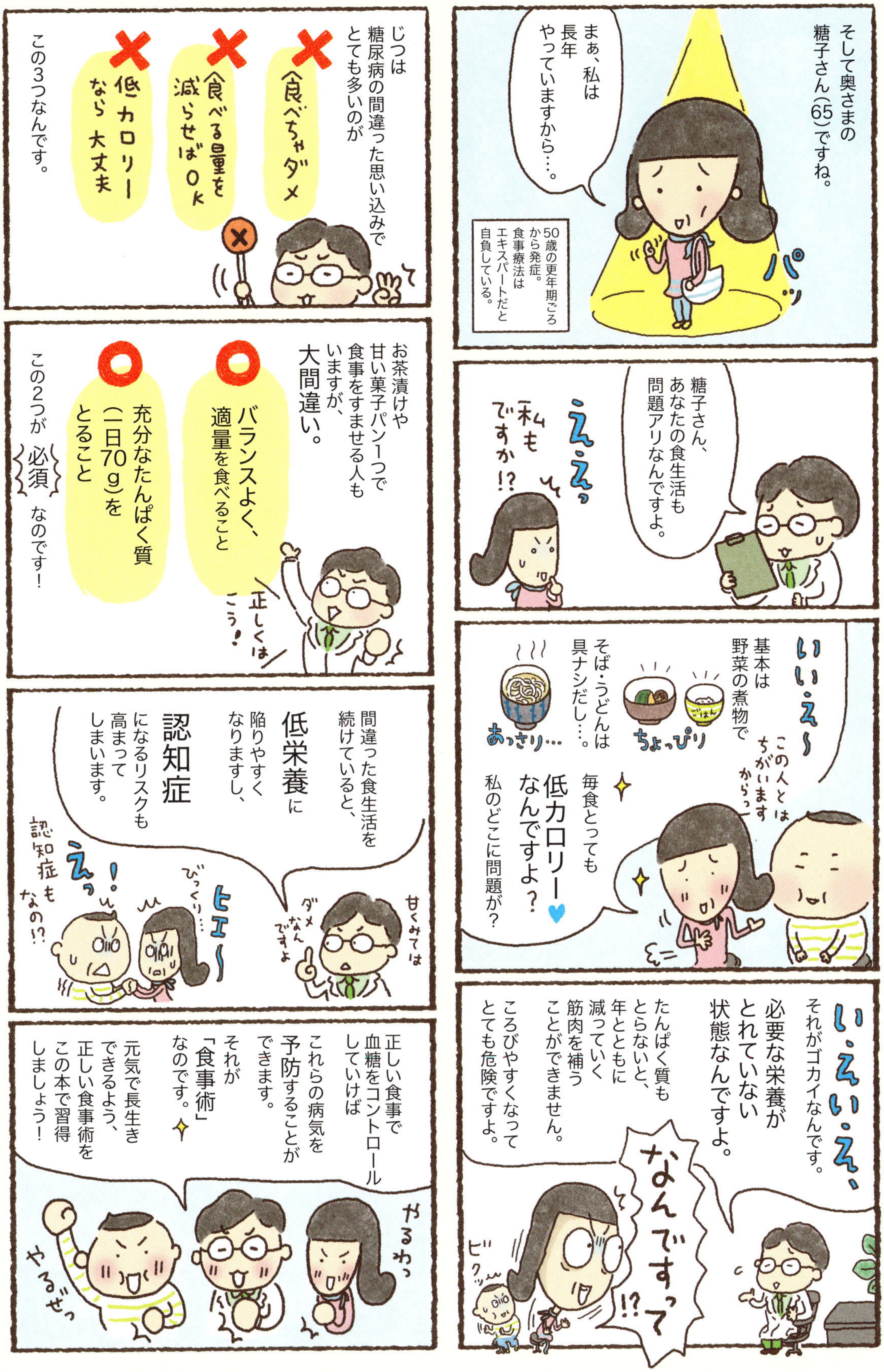

そして奥さまの糖子さん(65)ですね。
まぁ、私は長年やっていますから…。
50歳の更年期ごろから発症。食事療法はエキスパートだと自負している。
パッ
糖子さん、あなたの食生活も問題アリなんですよ。
ええっ
私もですか!?
いいえ〜
基本は野菜の煮物で
ちょっぴり
ごはん
そば・うどんは具ナシだし…。
あっさり…
この人とはちがいますからっ
毎食とっても低カロリーなんですよ?
私のどこに問題が?
いいえ、いいえ、
それがゴカイなんです。
必要な栄養がとれていない状態なんですよ。
たんぱく質もとらないと、年とともに減っていく筋肉を補うことができません。
ころびやすくなってとても危険ですよ。
なんですって!?
ビクッ
じつは糖尿病の間違った思い込みでとても多いのが
食べちゃダメ
食べる量を減らせばOK
低カロリーなら大丈夫
この3つなんです。
お茶漬けや甘い菓子パン1つで食事をすませる人もいますが、大間違い。
バランスよく、適量を食べること
充分なたんぱく質(一日70g)をとること
この2つが必須なのです!
正しくはこう!
間違った食生活を続けていると、低栄養に陥りやすくなりますし、認知症になるリスクも高まってしまいます。
甘くみてはダメなんですよ
ヒエ〜
びっくり…
えっ!
認知症もなの!?
正しい食事で血糖をコントロールしていけばこれらの病気を予防することができます。
それが「食事術」なのです。
元気で長生きできるよう、正しい食事術をこの本で習得しましょう!
やるわっ
やるぜっ

高血糖はなぜいけないの？

糖尿病は血液中のブドウ糖が基準値を超えて高くなります

食事から摂取した糖質の中には、体内でブドウ糖という小さな物質にまで分解されるものが多くあります。ブドウ糖は、小腸から吸収後、血液を介して体中の各組織に運ばれ、細胞内でエネルギーとなります。この血中に含まれるブドウ糖は、食後30分くらいから増加し、およそ2時間後に空腹時の状態に戻ります。この血液中に含まれるブドウ糖の量を血糖値といい、糖尿病の診断や治療の目安となっています。

さらにもう一つ、少し長期間の血糖コントロール状態を知るのに欠かせない指標として、ＨｂＡ１ｃ（＝ヘモグロビン・エー・ワン・シー）というのがあります。ＨｂＡ１ｃは、赤血球中のヘモグロビンと、ブドウ糖が結合した物質で、血中のブドウ糖の量が多いほど、ヘモグロビンと結合しやすく増加します。すべての赤血球のうち、何％がＨｂＡ１ｃになっているかを測定することで、過去約２か月間の血糖状態を知ることができます。

糖尿病とは、血液中に多量のブドウ糖が含まれる状態（＝高血糖）が持続する病気で、「空腹時血糖値」や「ＨｂＡ１ｃ値」「経口ブドウ糖負荷試験」など、複数の検査結果を組み合わせて診断され、血糖コントロール目標も決められています。高齢者糖尿病独自の目標値を、13ページに示します。

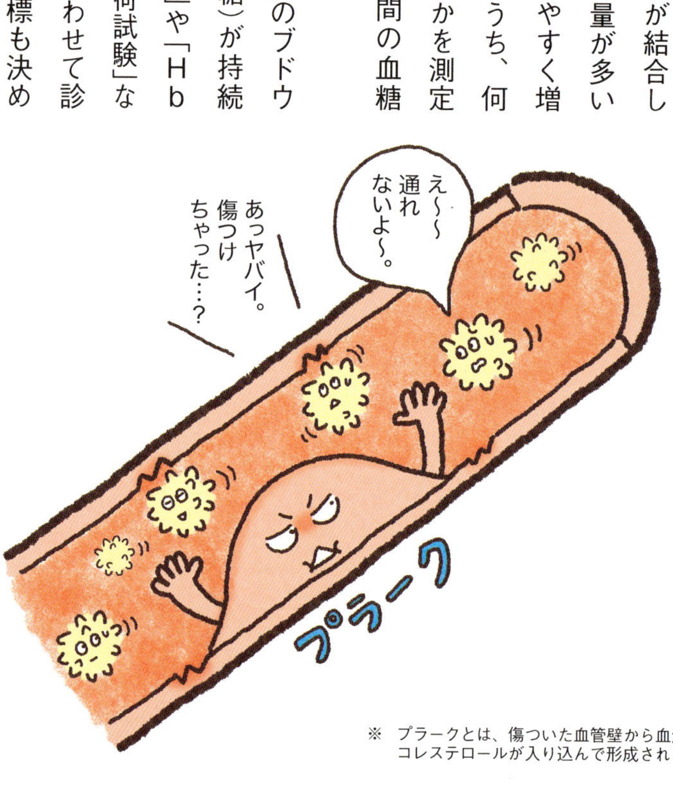

え～ 通れないよ～。
あっヤバイ。傷つけちゃった…？
プラーク

※ プラークとは、傷ついた血管壁から血液中の余分なコレステロールが入り込んで形成される異常な組織。

高血糖は血管に深刻なダメージを与えます

食後、血糖が高くなると、インスリンが膵臓から分泌されます。しかし、インスリンの分泌量が減ったり、その働きが弱まったり（＝インスリン抵抗性が高くなる）することにより、ブドウ糖が細胞内にとり込まれにくくなると、血液中に多量のブドウ糖が含まれた状態（＝高血糖）となります。

細胞内でエネルギーを作り出すブドウ糖は、生命維持のためにはなくてはならないたいせつな物質です。しかし、高血糖状態が持続すると、一番内側の血管壁（内皮細胞）が傷つき、合併症がおこり、動脈硬化が促進されるきっかけとなります。重大な合併症の発症を予防するためにも、運動や食事療法による血糖管理が重要です。

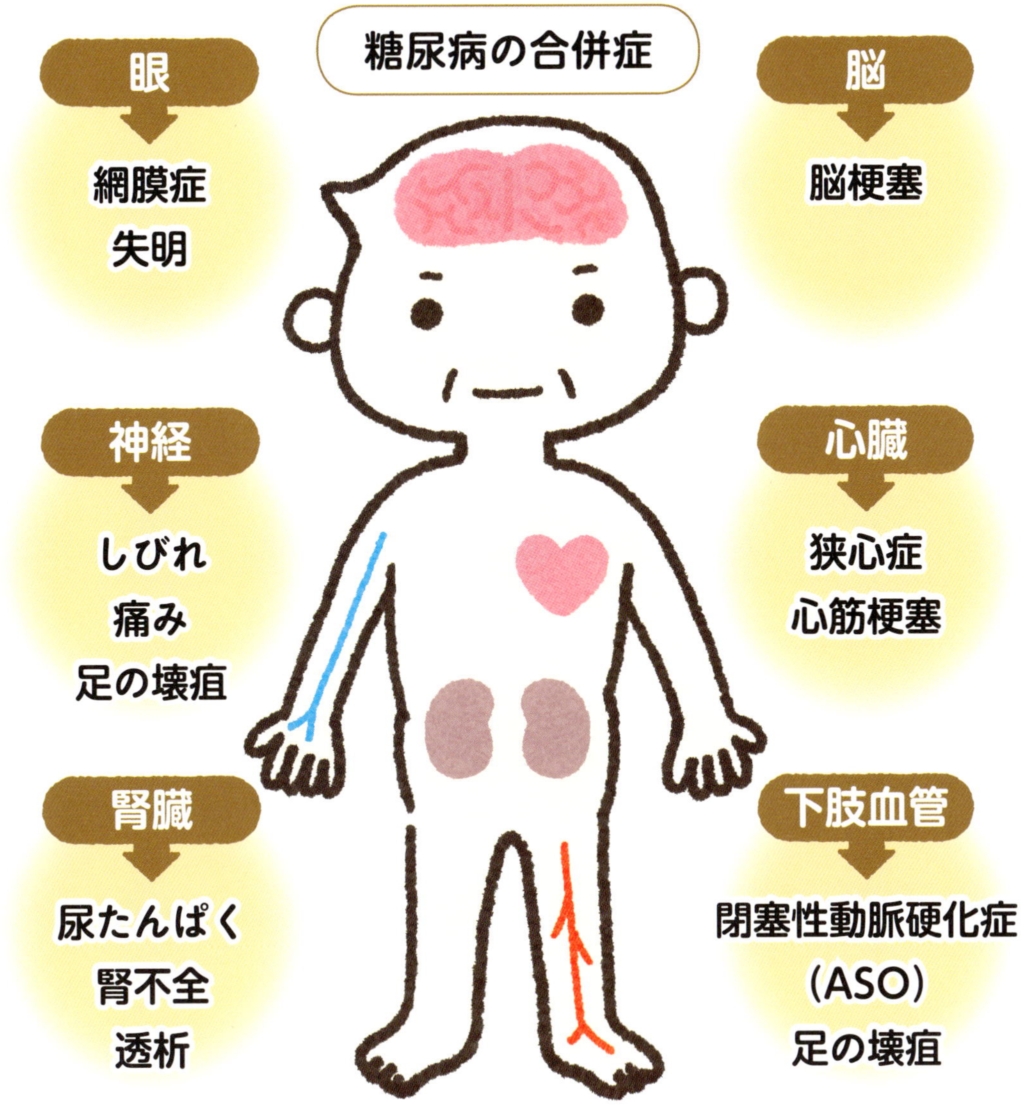

60代以降の3人に1人が糖尿病か予備軍

図1　糖尿病および糖尿病予備軍の割合

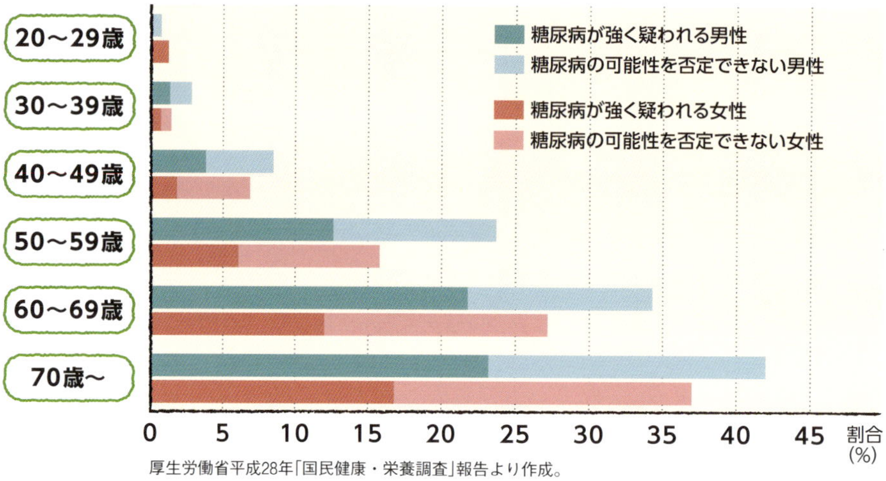

厚生労働省平成28年「国民健康・栄養調査」報告より作成。

糖尿病の有病率が60代から急上昇！

糖尿病の有病率は加齢とともに増加傾向にあり、平成28年の「国民健康・栄養調査」によれば、糖尿病とその予備軍にあたる、「糖尿病が強く疑われる者」と「糖尿病の可能性を否定できない者」の合計割合は、60代以上では、約3人に1人という結果になりました（図1参照）。

インスリン抵抗性の増大が糖尿病有病率急増の主要因

60代以降で、血糖が上昇する主な原因は、①体組成の変化（筋肉量の減少や内臓脂肪の増加）、②膵臓のインスリン分泌能の低下、③身体活動量の低下などにより、インスリンが効きにくい状態になる（＝インスリン抵抗性が高くなる）ことにあるとされています。インスリン抵抗性が高くなると、血液中のブドウ糖が細胞内にとり込まれにくくなり、高血糖状態となるのです。

血糖コントロール目標も高齢者は独自に設定

高齢者糖尿病の特徴をふまえ、日本糖尿病学会および日本老年医学会の合同委員会により、「高齢者糖尿病の血糖コントロール目標（HbA1c値）」が発表されました。日本では、65歳以上75歳未満を前期高齢者、75歳以上を後期高齢者と定め、患者の特徴、健康状態、特に認知機能、ＡＤＬ（＝日常生活動作）、併存疾患から、３つのカテゴリー（カテゴリーⅠ〜Ⅲ）を設定しています。そして、重症低血糖が危惧される薬剤（インスリン製剤、ＳＵ薬、グリニド薬など）の使用の有無により、それぞれの目標値が設定されています。

高齢者の糖尿病においても治療の目的は、一般成人の糖尿病同様、「血糖」「血圧」「血中脂質」を改善し腎症などの合併症を予防することですが、血糖コントロール目標は、以下の表のように人によって異なります（表１参照）。

加えて高齢者の糖尿病では、低栄養やうつなどにも注意し、身体活動量を増やし、ＡＤＬや生活の質を保つことも重要です。かかりつけ医に相談したうえで、運動や社会参加を積極的に行ない、心身ともに健やかな生活を目標にすることがたいせつです。

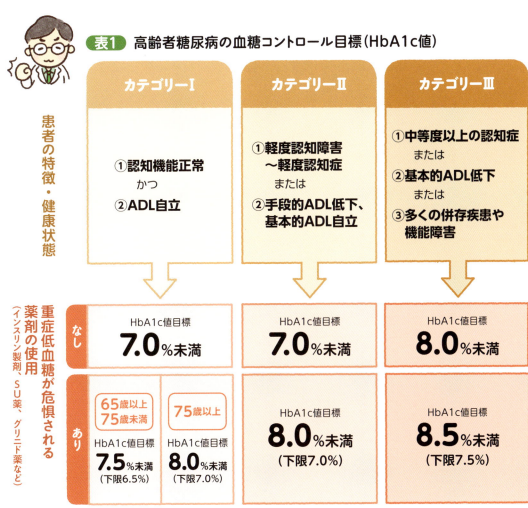

表1　高齢者糖尿病の血糖コントロール目標（HbA1c値）

		カテゴリーⅠ	カテゴリーⅡ	カテゴリーⅢ
患者の特徴・健康状態		①認知機能正常 かつ ②ADL自立	①軽度認知障害〜軽度認知症 または ②手段的ADL低下、基本的ADL自立	①中等度以上の認知症 または ②基本的ADL低下 または ③多くの併存疾患や機能障害
重症低血糖が危惧される薬剤の使用（インスリン製剤、ＳＵ薬、グリニド薬など）	なし	HbA1c値目標 7.0%未満	HbA1c値目標 7.0%未満	HbA1c値目標 8.0%未満
	あり	65歳以上75歳未満：HbA1c値目標 7.5%未満 （下限6.5%） 75歳以上：HbA1c値目標 8.0%未満 （下限7.0%）	HbA1c値目標 8.0%未満 （下限7.0%）	HbA1c値目標 8.5%未満 （下限7.5%）

・治療目標は年齢、罹病期間、低血糖の危険性、サポート体制なども考慮して個別に設定する。
・「基本的ADL」とは、歩行、入浴、食事、排泄など生きていくうえで基本となる動作。
・「手段的ADL」とは、食事のしたく、買い物、金銭の管理など社会生活を行なううえで必要となる動作。

高齢者ならではの病態とは？

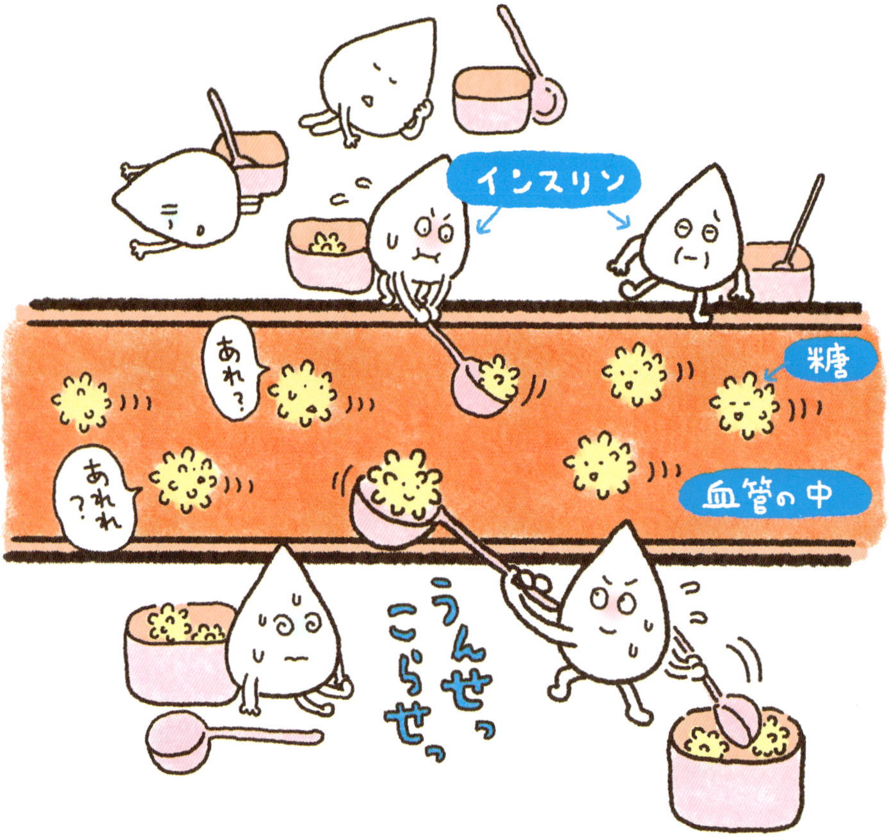

食後高血糖をきたしやすい

食後に出るインスリンが効きにくくなることが食後高血糖の原因とされています。しかし、食後血糖が高いわりに、加齢や腎機能の低下、肝機能の低下に伴って糖新生が低下するため、空腹時血糖があまり上がらない場合もあります。

空腹時に低血糖をおこしやすい

低血糖をおこしやすい一方で、低血糖が症状として現われにくく、たとえ現われたとしても症状が非典型的であることも特徴です。低血糖になると、発汗、動悸、手のふるえといった自律神経症状が現われますが、高齢者では症状が出にくくなります。また、高齢者では、頭がくらくらする、体がふらふらする、めまい、脱力感などの症状のため、低血糖と気づきにくいケースも多いのです。

動脈硬化の合併症が増加

脳梗塞、虚血性心疾患（心筋梗塞、狭心症）、下肢末梢動脈疾患などの動脈硬化性疾患や、心不全といった合併症が増加。「隠れ脳梗塞」や、「無症候性心筋虚血」が多くなる傾向にあります。さらには、「医療だけでなく、介護・看護が必要な身体的・精神的症状や徴候の総称」と定義される老年症候群の合併にもつながります（18ページ参照）。

腎機能障害の合併症リスクも上昇

腎機能は一般的に、加齢とともに低下しますが、糖尿病有病者では、80歳以上で腎機能障害の合併症が多くなる傾向にあります。腎機能は、eGFR（＝推算糸球体濾過値）という指標が一つの目安ですが、この値は加齢とともに低下し、糖尿病を合併すると低下は加速します。

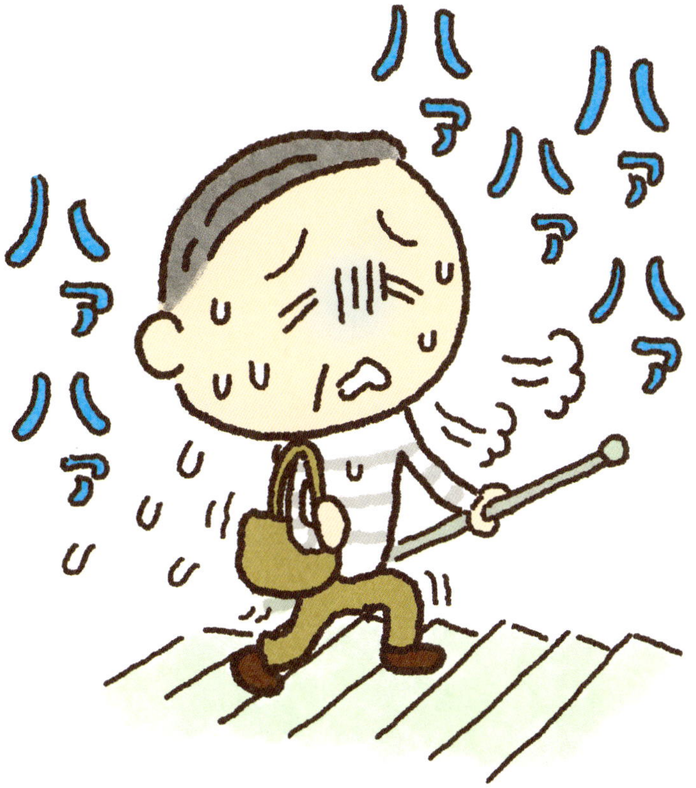

1日にどれだけ食べればよいの？

あなたは太りすぎ？ やせすぎ？ 適正な食事量を計算してみよう

血糖を管理するために、食事療法や体重管理は重要ですが、1日にどれだけの量を食べたらよいのかは、人によって異なります。食事量は、身長と体重のバランス（体格）と、身体活動量から、エネルギーとして決定します。

高齢者の減量指導は、主として肥満の前期高齢者で行なうことが多いですが、同じ体格でも身体活動量によってエネルギー摂取量が異なります。以下に、計算での求め方を紹介します。

STEP 1
BMI（Body Mass Index）＝体格指数の計算

BMIを計算式で求めて
太りすぎ、やせすぎを判断

身長と体重から、体格指数を計算し、あなたの体格を評価することができます。目標は、ＢＭＩ22（標準体重）です。高齢期は、肥満よりも、むしろ「低体重」にならないように注意が必要です。体重測定は健康管理の基本。体重計に乗ることを日課にすることもたいせつです。

BMIの計算式＝
体重(kg) ÷ **身長**(m) ÷ **身長**(m)

●BMIの範囲別体格の評価

BMIの範囲	判定
BMI＜18.5	低体重
18.5 ≦ BMI ＜ 25.0	普通体重
25.0 ≦ BMI	肥満

●目標とするBMIの範囲

年齢(歳)	目標とするBMI (kg/m²)
50〜69	20.0〜24.9
70以上	21.5〜24.9

糖次郎さんと糖子さんをモデルにBMI・標準体重・適正な摂取エネルギー量を計算してみよう

糖次郎さんのBMI

75(kg) ÷ 1.65(m) ÷ 1.65(m) ＝ 27.5kg/m²

➡ **判定：肥満**

糖子さんのBMI

40(kg) ÷ 1.50(m) ÷ 1.50(m) ＝ 17.8kg/m²

➡ **判定：低体重**

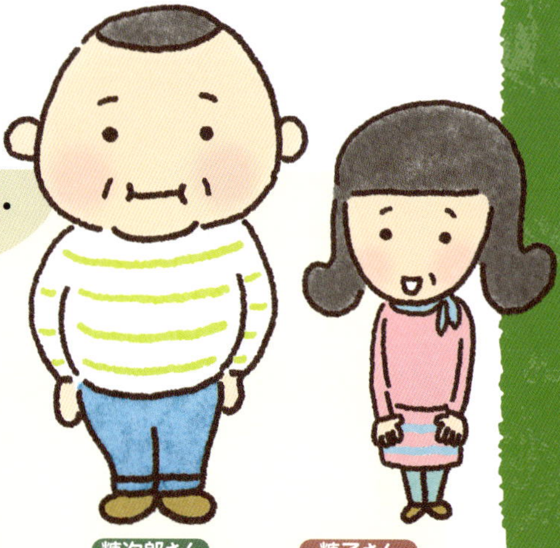

糖次郎さん
身長165cm
体重75kg

糖子さん
身長150cm
体重40kg

STEP 2
標準体重の計算

あなたの標準体重は 今より多い？ 少ない？

あなたの身長で、ＢＭＩが22となる体重を、標準体重とよびます。統計上疾病の発症率が低いことに由来しています。栄養指導などで用いられる適正体重は、個人の身体状況や栄養状態によって変動します。以下に標準体重および目標とするBMIの下限と上限の体重を、身長別に示しました。

標準体重の計算式＝
身長(m) × **身長**(m) × **22**

●BMI判定による体重早見表

身長(cm)	BMI(kg/m²)		
	BMI20 (Kg)	BMI22 (Kg)	BMI24.9 (Kg)
145	42.1	46.3	52.4
150	45.0	49.5	56.0
155	48.1	52.9	59.8
160	51.2	56.3	63.7
165	54.5	59.9	67.8
170	57.8	63.6	72.0
175	61.3	67.4	76.3

※少数点第2位を四捨五入。

糖次郎さんの標準体重

1.65(m) × 1.65(m) × 22 ＝ 59.9kg

糖子さんの標準体重

1.50(m) × 1.50(m) × 22 ＝ 49.5kg

⇩

糖次郎さんは減量が
糖子さんは減らさないことが重要

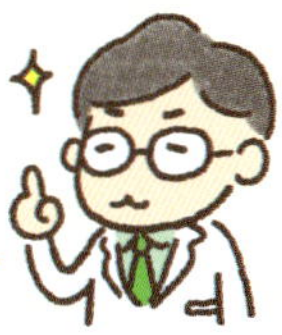

STEP 3
適正な摂取エネルギー量の計算

個人差がとても大きく 個別対応がカギ

エネルギーの摂取量と消費量のバランス（エネルギー収支バランス）の維持を示す指標として、体格指数（BMI）が採用されています。１日に必要な適正エネルギー量は、このＢＭＩに基づき算出されます。標準体重1kgあたりの必要エネルギーは、以下の身体活動量区分表により、活動別（軽労働・中労働・重労働）で規定されています。

適正な摂取エネルギー量(kcal)/日の計算式＝
標準体重（BMI22）(kg) ×
標準体重1kgあたりに必要なエネルギー(kcal)

●身体活動量区分表

活動別・標準体重1kgあたり1日に必要なエネルギー		
軽労働	デスクワークの多い事務員・技術者・管理職など	25〜30kcal
中労働	外歩きの多い営業マン・店員・工員など	30〜35kcal
重労働	農業/漁業従事者・建設作業員など	35kcal

糖次郎さんの適正な摂取エネルギー量

59.9(kg) × 25(kcal) ＝ 1498(kcal)

59.9(kg) × 30(kcal) ＝ 1797(kcal)

➡ 1498〜1797(kcal)

糖子さんの適正な摂取エネルギー量

49.5(kg) × 25(kcal) ＝ 1238(kcal)

49.5(kg) × 30(kcal) ＝ 1485(kcal)

➡ 1238〜1485(kcal)

糖尿病が招く認知症とフレイルにご用心

食後高血糖と低血糖により認知機能低下とフレイルに

高齢期の糖尿病の特徴として、第一に認知症、フレイル※1、サルコペニア※2など加齢とともにおこる症状である「老年症候群」をきたしやすいことがあげられます。糖尿病では、糖尿病でない人と比べて、約2倍老年症候群を合併しやすいと報告されています。

高血糖があると老年症候群の中でも認知機能障害・認知症、フレイル、サルコペニア、転倒、ADL（日常生活動作）低下、うつ病、尿失禁、低栄養などをおこしやすくなります。

一方、低血糖も老年症候群の中でも認知機能障害、うつ病、転倒・骨折、フレイルを引きおこします。高齢者は低血糖に脆弱で、低血糖によるふらつきやめまいで転倒すれば、大腿骨頸部の骨折などによって、ADLが低下し、要介護となるケースも見られます。

「高血糖とフレイル」や「重症低血糖と認知症」は双方向の関係にあり、負のスパイラル（悪循環）となって相互に悪化していくおそれがあるのです。

「老年症候群」の合併は介護が必要となる場合も

老年症候群は、複数の症状をあわせ持つこと、多くの老年症候群の相互作用で、QOL（生活の質）が低下することなどが特徴です。死亡のリスクさえ増大することもあります。

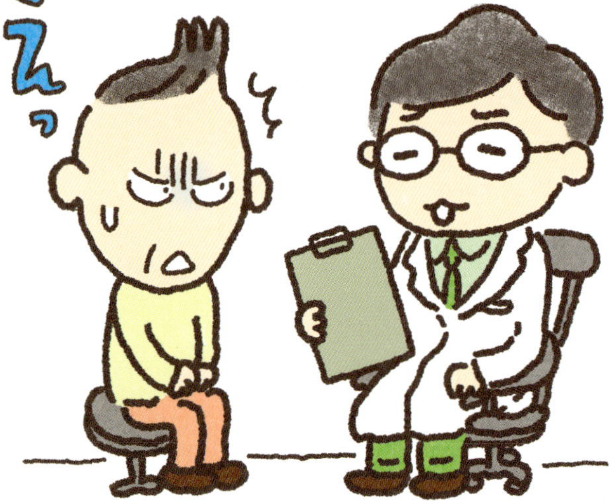

※1 フレイル（虚弱）：加齢とともに、心身の活力（筋力や認知機能など）が低下し、生活機能障害、要介護状態、死亡などの危険性が高くなった状態。

※2 サルコペニア：加齢等が原因となり生じる、筋肉の量と質の両方が低下した状態のこと。高齢者の自立を妨げ、寝たきりとなる原因の一つ。

第2章

東京都健康長寿医療センターの

バランスのよい1週間献立

この章では、東京都健康長寿医療センターで、
実際に供食されているバランスのよい献立をベースとして、
フレイルやサルコペニアを予防するために、
通常よりもたんぱく質を増やし、炭水化物を減らしました。
1日あたりのエネルギーは約1600kcalを想定。
16〜17ページの計算で求めた、あなたの適正な摂取エネルギー量が、
1400kcal/日なら、材料を全体的に1割ほど減らすなど、
あなたの適正な摂取エネルギー量に応じて調整してください。
おさいふにもやさしい「1週間のお買い物リスト」(58ページ)つきです。

病にとって、よい食事とは

糖代さんの場合

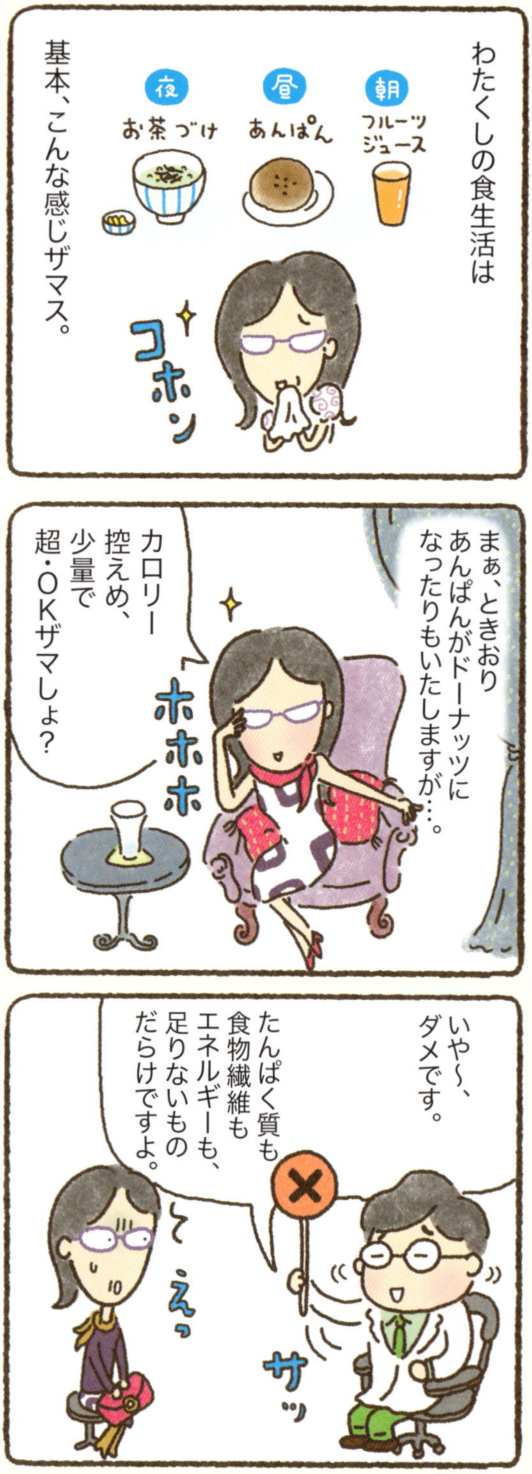

わたくしの食生活は
朝 フルーツジュース
昼 あんぱん
夜 お茶づけ
基本、こんな感じザマス。
コホン
まぁ、ときおりあんぱんがドーナッツになったりもいたしますが…。
カロリー控えめ、少量で超・OKザマしょ？
ホホホ
いや〜、ダメです。
たんぱく質も食物繊維もエネルギーも、足りないものだらけですよ。
えっ
サッ

糖次郎さんの場合

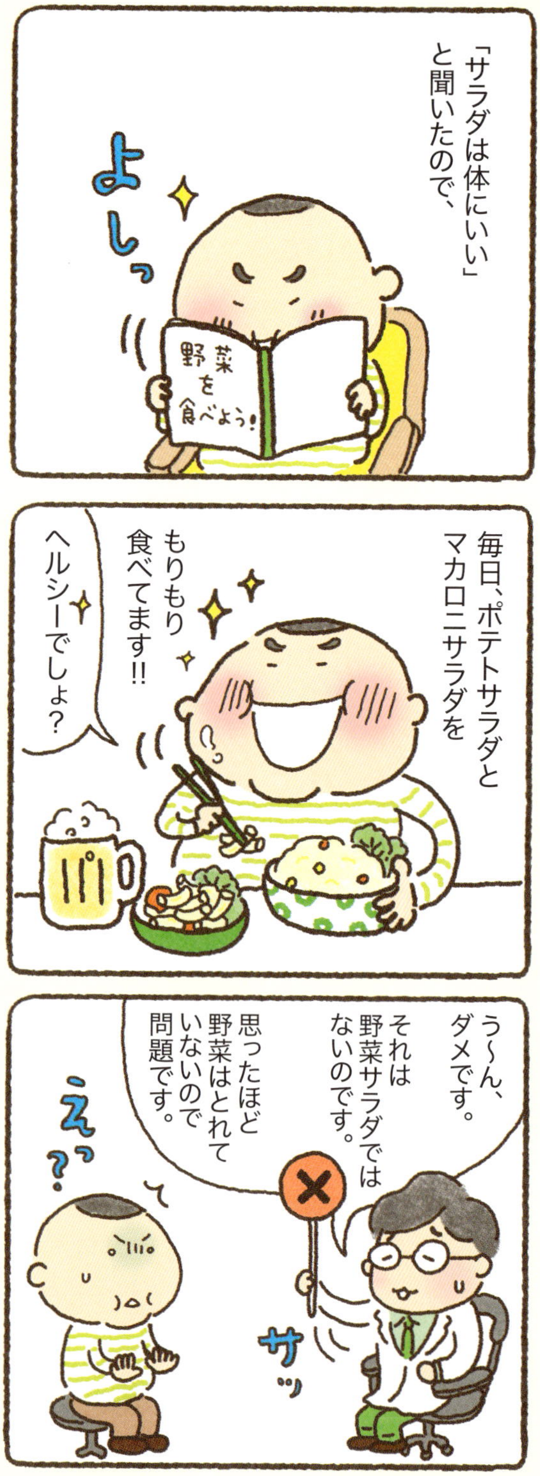

「サラダは体にいい」と聞いたので、
よしっ
野菜を食べよう！
毎日、ポテトサラダとマカロニサラダを
もりもり食べてます!!
ヘルシーでしょ？
う〜ん、ダメです。
それは野菜サラダではないのです。
思ったほど野菜はとれていないので問題です。
えっ？
サッ

高齢者の糖尿

適正なエネルギーの摂取とよい栄養バランスが健康長寿食

極端なエネルギー制限や糖質制限を防ぎ、毎食「主食」「主菜」「副菜」をバランスよく食べること。日々の主菜から、たんぱく質をしっかり摂取することは、フレイル、サルコペニアの予防につながります。

point 1
サラダだからといって…
野菜不足にご用心。
糖質を多く含む野菜にも
アテンションプリ〜ズ！

point 2
「主食」ばかりに偏らず
肉や魚などの「主菜」や
野菜中心の「副菜」も、
毎食そろえることが重要。

point 3
ケーキを食べたからといって
食事を抜いてはいけません。
血糖コントロールのために、
朝・昼・夕の
規則正しい食事を。

糖乃さんの場合

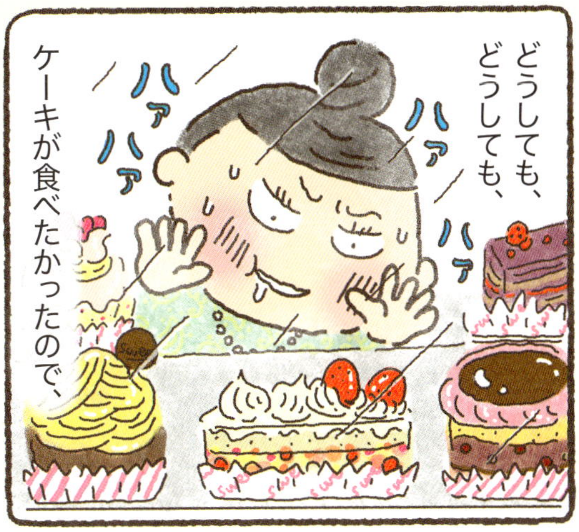
どうしても、どうしても、
ケーキが食べたかったので、
ハァ ハァ
ハァ ハァ

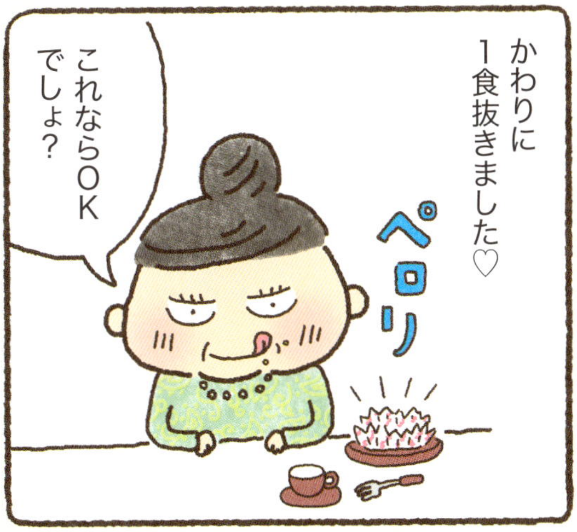
かわりに1食抜きました♡
これならOKでしょ？
ペロリ

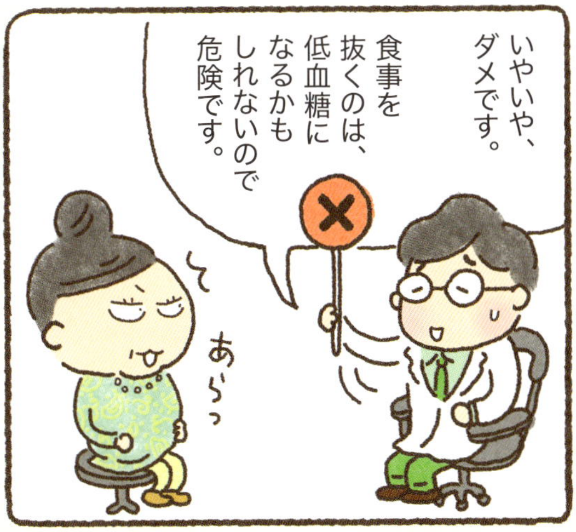
いやいや、ダメです。
食事を抜くのは、低血糖になるかもしれないので危険です。
あらっ

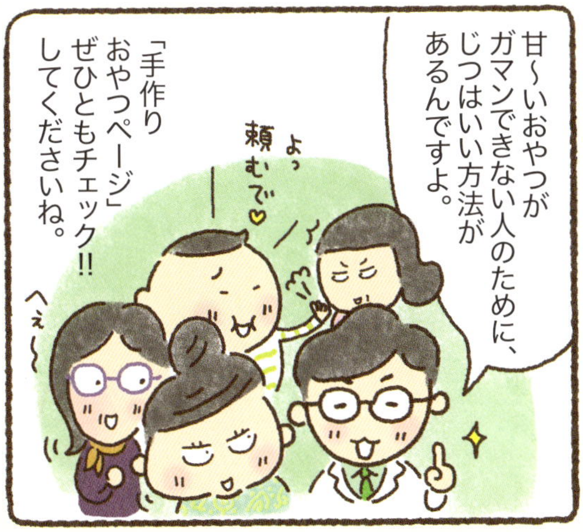
甘〜いおやつがガマンできない人のために、じつはいい方法があるんですよ。
「手作りおやつページ」ぜひともチェック!!してくださいね。
よっ
頼むで♡
へぇ〜

手作りのおやつを112〜113ページで紹介します。

バランスのよい食事とは？

個人差に対応した食事療法で認知機能とADL低下を予防

高齢者は、日常の食事内容も個人差が大きく、低栄養から過剰栄養まで混在しています。糖尿病の食事療法は、エネルギー制限が前提ですが、高齢者では個々の症例に対応して行なうことが重要です。充分なエネルギーの確保と、バランスを重視した食事を心がけることで、血糖や脂質、血圧のコントロールのみならず、身体機能、認知機能、心理状態を良好に維持し、生活機能の低下を防ぐことができます。

認知症予防の観点からは、ビタミンA（β-カロテン）、ビタミンB_2、パントテン酸、カルシウム、食物繊維の摂取量が少ないと、認知機能が低下することがわかっています。高齢者の糖尿病では、低栄養になりやすく、その結果、フレイル、サルコペニア、貧血、ADL低下、認知機能の低下、感染症などをきたしやすくなります。

E エネルギー [Energy]

食事から活力の源となるエネルギーを作りだす栄養素は、たんぱく質、脂質、炭水化物の3つです。糖尿病だからといって、極端に炭水化物を制限すると、脂質やたんぱく質の摂取割合が増加し、食事バランスが悪化する危険があります。総エネルギー量が増加しすぎたり、逆に減少しすぎたりするケースも見受けられます。

P たんぱく質 [Protein]

筋肉や血液、酵素、ホルモン、免疫抗体など、「体を作るもと」となり、生理機能の重要な役割を担う栄養素です。食事から摂取したたんぱく質は、アミノ酸という最小単位まで分解されて吸収され、1g＝4kcalのエネルギーとなります。肉や魚、豆・豆製品、乳製品、卵などに多く含まれています。17ページで求めた適正な摂取エネルギー量の15～20％を、たんぱく質から摂取するのが理想的です。

この本のめざす
バランスは

P：F：C ＝ 20%：30%：50%

※脂質エネルギー比率が30%の場合には、
飽和脂肪酸の摂取が過多にならないよう注意が必要です。

C 炭水化物 [Carbohydrate]

「炭水化物」から「食物繊維」を除いたものを「糖質」といい、ごはんやめん類、パンなどの穀類、そして芋類、豆類、果物、砂糖などに多く含まれます。1g＝4kcalの熱量があり、体内ではエネルギー源として、大きな役割を果たします。17ページで求めた適正な摂取エネルギー量の50～60%を、この炭水化物から摂取するのが理想的です。

F 脂質 [Fat]

1g＝9kcalの熱量を持つ脂質は、エネルギー源としてだけでなく、生理活性物質や細胞の膜を構成するたいせつな栄養素ですが、動脈硬化を合併しやすい糖尿病疾患では、油脂のとり方には注意が必要です。肉には飽和脂肪酸が、青魚にはDHAやEPAといったn-3系多価不飽和脂肪酸が多く含まれるなど、食品により多く含有される脂肪酸が異なります。

V・M ビタミン・ミネラル [Vitamin・Mineral]

野菜や果物には、ビタミンやミネラルが多く含まれ、体内の生理活性物質として、代謝を促進します。ビタミンには、A・D・E・Kなど脂溶性のものと、B群・Cなど水溶性のものがあります。糖質の代謝には、ビタミンB_1が必要不可欠です。また、1日あたり少なくとも100g以上の緑黄色野菜を摂取すると、認知機能が維持されるともいわれています。

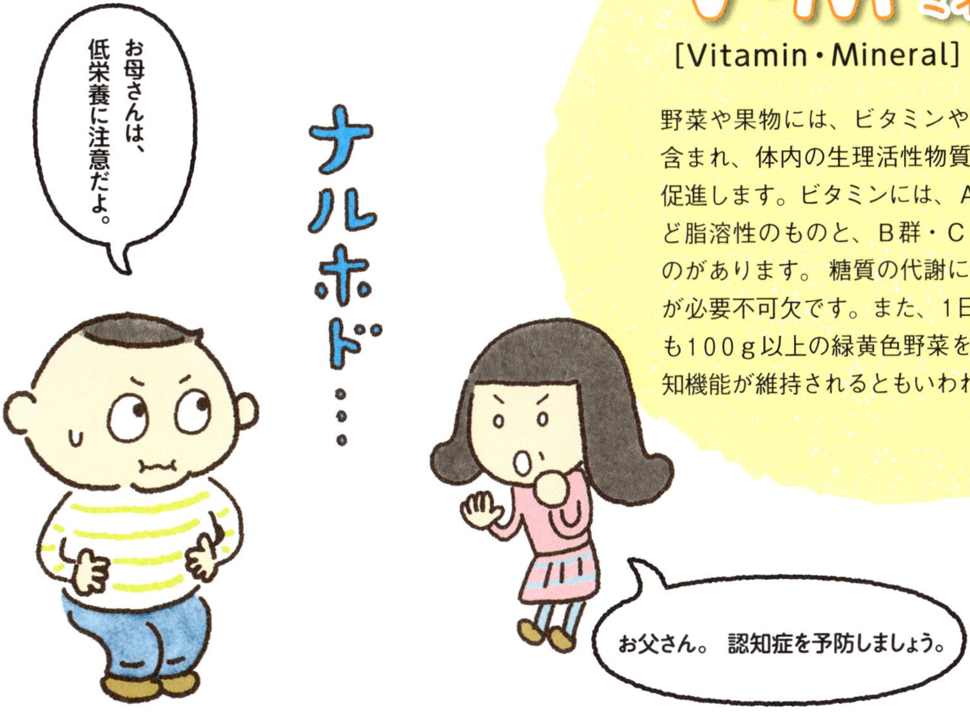
お母さんは、低栄養に注意だよ。
ナルホド…
お父さん。認知症を予防しましょう。

バランスのよい献立の立て方

「主食」「主菜」「副菜」献立で血糖コントロールを良好に！

東京都健康長寿医療センター栄養科が提案するのは、「主食」「主菜」「副菜」を毎食組み合わせた献立※です。同じエネルギー量でも、糖質ばかりの食事と、糖質と脂質が組み合わさった食事では、血糖値の上がり方も異なります。糖質は、糖として消化・吸収されやすく、血糖値が早く急激に上がりますが、脂質は血糖値の上がり方が比較的ゆるやかです。主食、主菜、副菜に適した食品と、その食品に多く含まれる栄養素の特徴を生かし、じょうずに組み合わせることで、良好な血糖コントロールを行なってください。

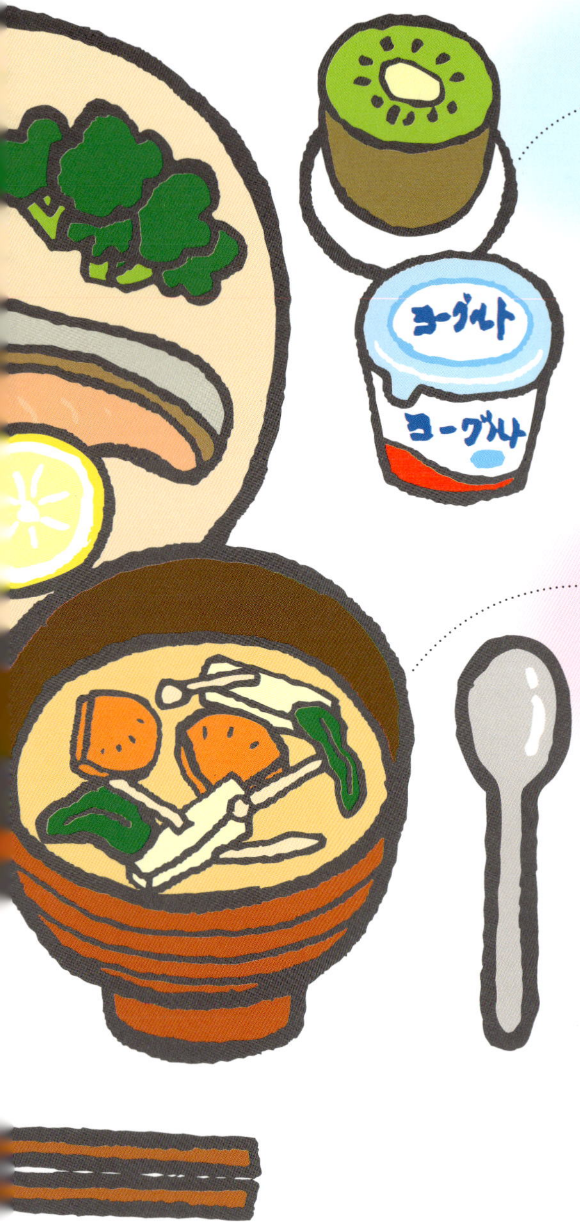

果物、乳・乳製品

毎日、摂取を心がけたい食品

果物は、ビタミン・ミネラルを補給するために、乳・乳製品は、カルシウムやたんぱく質を摂取するために、とてもたいせつな食品です。朝食か昼食で摂取することが、血糖値のピークを作らないという点で理想的です。

汁物

野菜たっぷり具だくさんに

みそ汁やスープなど、献立に汁物を組み合わせる場合は、野菜をたっぷり使用することを心がけてください。ビタミン類やミネラル類の中には、水溶性の成分も多く、汁物の場合は、汁の中に溶け込んだものまで食することができます。汁物は、塩分摂取量が多くなる傾向にあるため、毎食食べなくてもOKです。

※東京都健康長寿医療センターの食事をベースに作成していますが、食材など一部実際の献立と異なる場合があります。

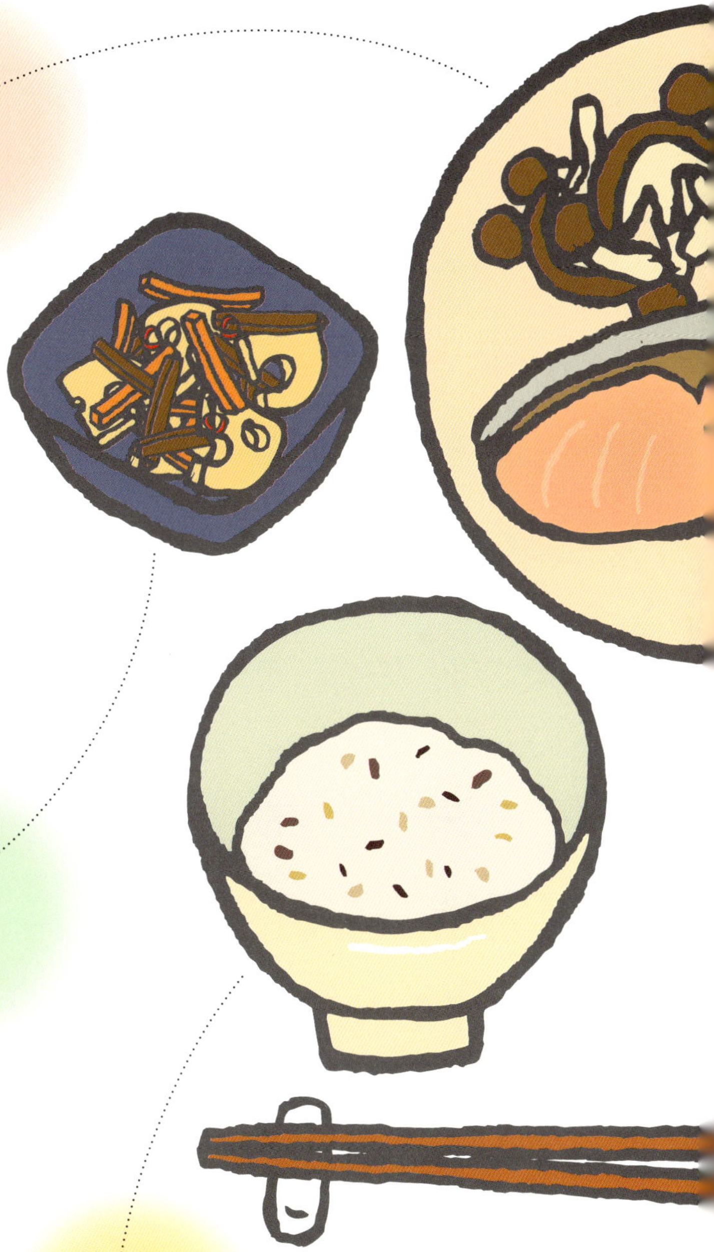

主菜

たんぱく質と脂質の供給源

肉や魚、豆・豆製品、卵など、たんぱく質を豊富に含む食品には、脂質も多く含まれている傾向があります。また、魚にはＥＰＡ・ＤＨＡなどn-3系多価不飽和脂肪酸も多く含まれ、肉には鉄などのミネラル成分も含まれます。肉や魚の種類や部位によっても、含まれるたんぱく質と脂質の割合が異なります。たとえば豚肉の場合には、脂身の多いロース肉よりも、ヒレ肉を選べば、摂取するたんぱく質量が増えます。さらに、焼く、いためる、揚げるなどの調理法は、油脂を使用するため、さらに脂質を摂取することになります。脂質が過剰とならないよう、食品の種類や部位、調理法をくふうすることがたいせつです。

副菜

野菜を中心に食物繊維摂取源に

野菜やきのこ、海藻、こんにゃくなどは、食物繊維が豊富で、代謝を助けるビタミンやミネラルの宝庫。緑黄色野菜や淡色野菜、根菜など、いろいろな種類の野菜を組み合わせれば、さまざまな機能性成分を吸収できます。作りおきをするなど、主菜のつけ合わせも含めて、毎食2品ぐらいを手軽にとれるようにくふうしてみてください。

血糖値を上げない食べ方のコツ

1. 野菜から食べる
2. よくかんでゆっくり食べる
3. ながら食べはしない
4. 大皿盛りはご法度
5. くだものなどのデザートは食事の最後に少量で

主食

雑穀米など精白度の低いものが◎

糖質を多く含む、ごはんやめん類、パンなどの主食は、食後血糖の上昇を促進します。1日あたりの主食の適量は、1日のエネルギー摂取量の約半分(50%)。さらに毎食、その1/ 3エネルギー量を、きちんと食べることがたいせつです。穀類の種類や精白度により血糖値への影響は異なります。玄米や雑穀米など精白度の低いものにすると、急激な血糖値の上昇をおさえることができます。

1週間献立

朝食

洋食

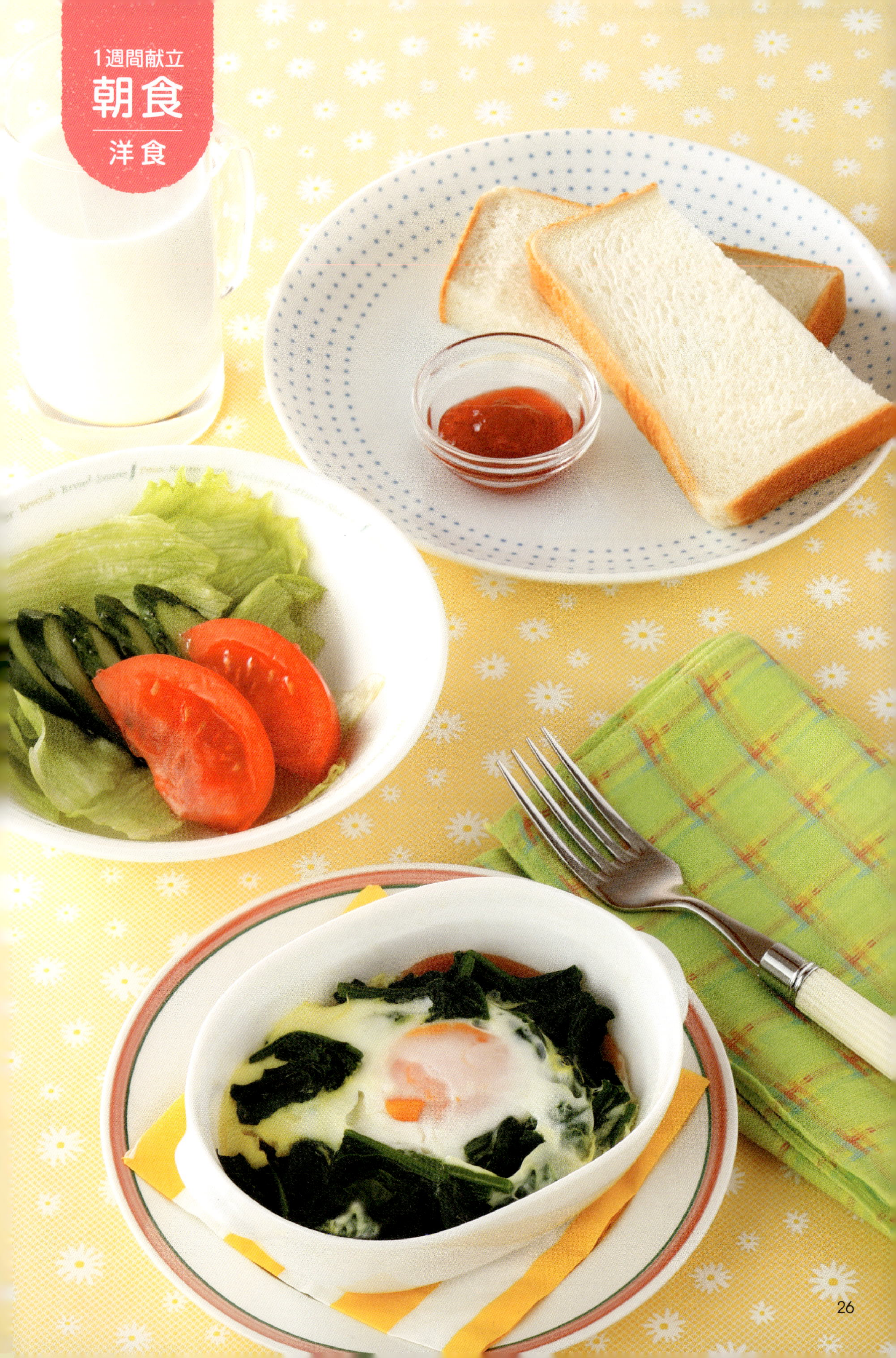

基本の洋朝食

野菜と卵、ハムをじょうずに使いましょう。

ハムとほうれん草の巣ごもり卵

材料(2人分)

卵	2個(100g)
ほうれん草(冷凍)	100g
ロースハム	4枚(60g)
白こしょう	少量(0.02g)
減塩しょうゆ	小さじ2(12g)

作り方

1 深めの耐熱皿に1/2にカットしたハムを並べる。
2 その上に、解凍し軽く水けを絞った冷凍ほうれん草を敷く(中央はくぼませる)。
3 くぼませた所に卵を割り、つまようじで黄身に数か所穴をあける。
4 ラップをして電子レンジ(600W)で3分程度加熱する。
5 卵がかたまったら、電子レンジからとり出し、こしょうとしょうゆをかける。

忙しい朝も電子レンジでカンタン調理。卵とハムでたんぱく質をとります。市販の温泉卵を使うともっと手軽に。

フレッシュサラダ

材料(2人分)

レタス	2枚(60g)
きゅうり	2/3本(50g)
トマト	1/2個(80g)
フレンチドレッシング(市販品)	大さじ1と1/3(20g)

作り方

1 レタスは食べやすい大きさにちぎる。
2 きゅうりは斜め薄切り、トマトはくし形に4等分する。
3 1、2を皿に盛りつけ、ドレッシングをかける。

牛乳

1人分・200mℓ

食パン

材料(1人分)

食パン	60g(6枚切り1枚)
いちごジャム	小さじ1(7g)

献立1人分 E エネルギー 487kcal　P たんぱく質 25.7g　F 脂質 20.5g　C 炭水化物 48.7g　S 塩分 2.9g

1週間献立

朝食

和食

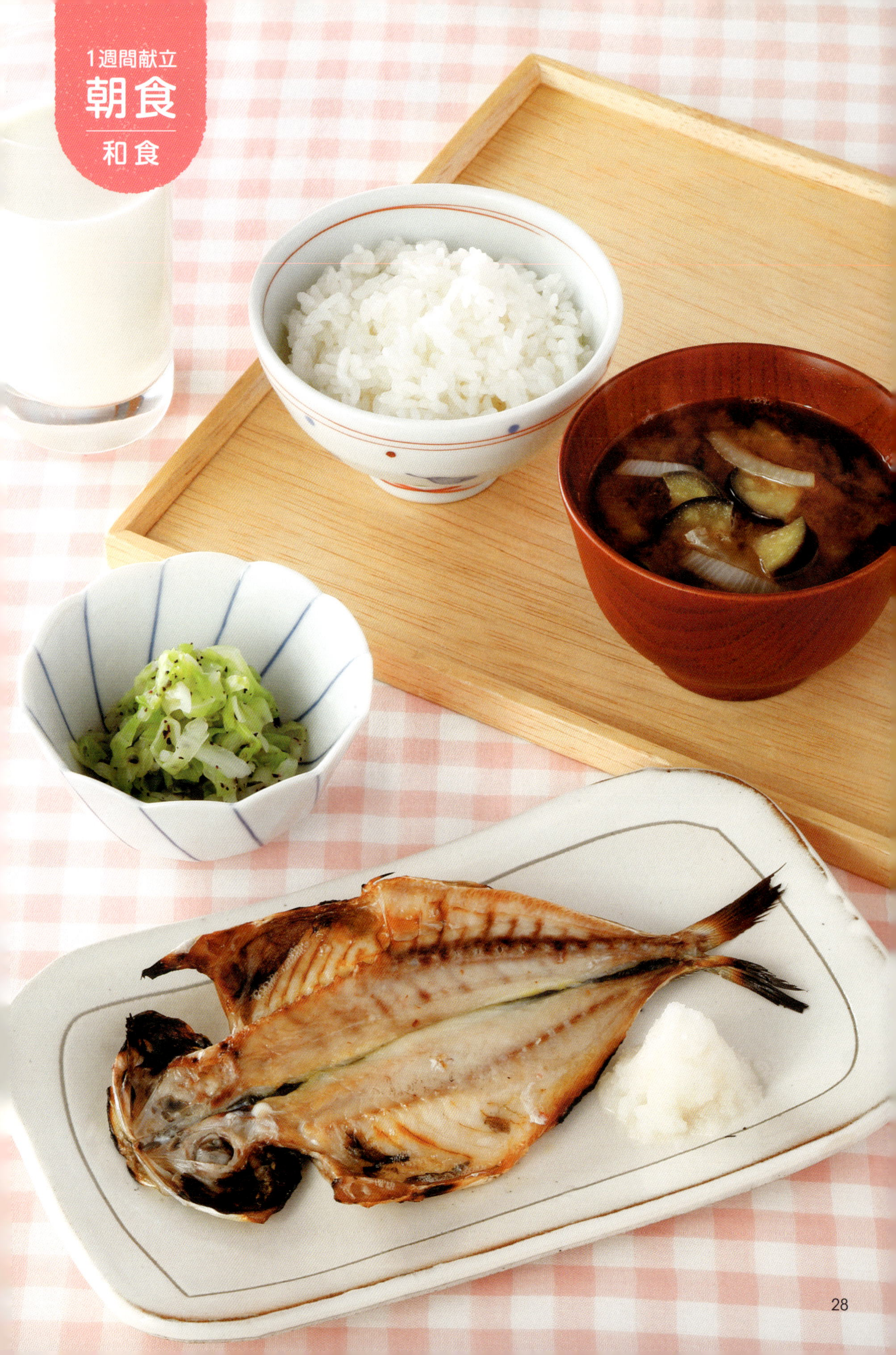

基本の和朝食

朝食はある程度パターンを決めると献立がラクになります。
魚の種類、汁の具材をかえるなどくふうして。

なすと玉ねぎのみそ汁

材料(2人分)

なす……1本(80g)
玉ねぎ……1/4個(50g)
合わせみそ……小さじ2(12g)
だし汁……240mℓ

作り方

1 なすはいちょう切りに、玉ねぎは5mm幅に切る。
2 なべにだし汁、なす、玉ねぎを入れて煮る。
3 野菜に火が通ったら、みそをとき、沸騰直前に火を消す。

アジの開き

材料(2人分)

アジの干物……120g(廃棄部分35%含む)×2尾
大根……30g

作り方

1 アジの干物を焼く。
2 大根をおろし、軽く絞って1に添える。

朝食は、しっかり血糖コントロールし生活のリズムをつくるうえでたいせつです。具だくさんのみそ汁で野菜も充分とれます。食物繊維をとることで血糖値の上昇をゆるやかにしてくれます。

キャベツのゆかりあえ

材料(2人分)

キャベツ……中2枚(100g)
ゆかり(商品名)……少量(1.5g)
しょうゆ……小さじ1/3(2g)

作り方

1 キャベツは太めのせん切りにし、さっとゆでる。
2 1をさまし、しっかりと水けを絞ったら、ゆかりとしょうゆであえ、器に盛る。

牛乳

1人分・200mℓ

ごはん

1人分・130g

献立1人分 E エネルギー 508kcal P たんぱく質 28.3g F 脂質 15.7g C 炭水化物 61.2g S 塩分 2.8g

1週間献立

昼食

1日目

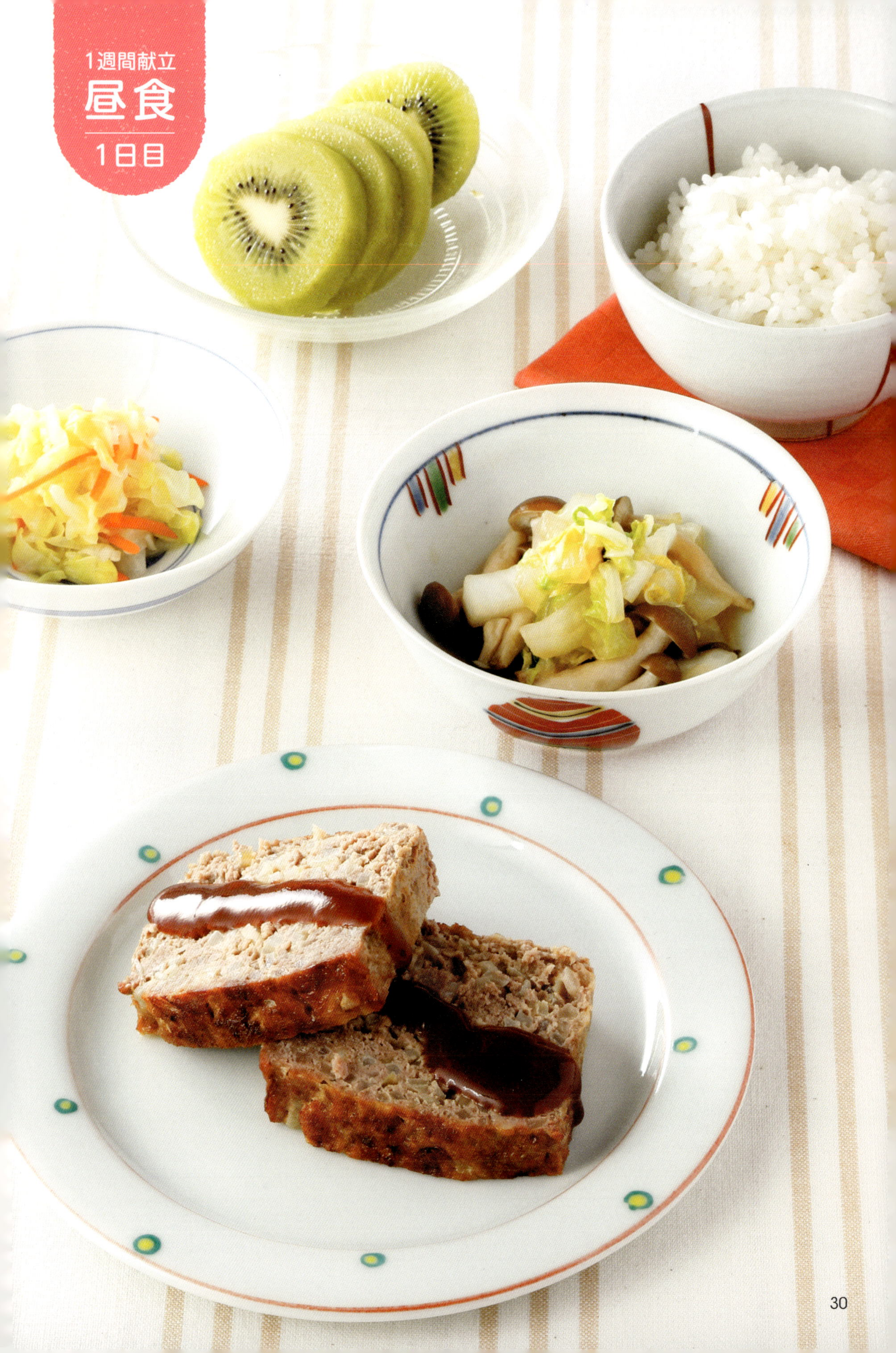

ミートローフ

材料（4人分）

- 牛豚ひき肉……400g
- 玉ねぎ……1個（200g）
- 卵……1個（50g）
- パン粉……32g
- 牛乳……大さじ2と2/3（40g）
- 塩……小さじ1/2弱（2.8g）
- ナツメグ……少量（0.12g）
- トマトケチャップ……大さじ2（36g）
- 中濃ソース……大さじ2と1/3弱（48g）

作り方

1. 玉ねぎをみじん切りにする。
2. 1、ひき肉、とき卵、パン粉、牛乳、塩、ナツメグをボールに入れ、粘りけが出るまで手でしっかりとこねる。
3. 耐熱皿（または型）にクッキングペーパーを敷き、2を敷き詰める。
4. 200℃に熱したオーブンで40分程度焼く。
5. トマトケチャップとソースを混ぜ合わせる。
6. 1人前に切り分けて器に盛り、5をかける。

キウイ

1人分・1個（皮つき100g）

皮をむき、輪切りにする。

1日に野菜は350gとることを目指します。野菜は加熱することでカサが減って食べやすくなり、たくさんとることができます。

白菜としめじのいため煮

材料（2人分）

- 白菜……1.5枚（140g）
- ぶなしめじ……1/2パック（50g）
- サラダ油……小さじ1（4g）
- 砂糖……小さじ1（3g）
- しょうゆ……小さじ1（6g）
- 顆粒カツオだし……小さじ2/3（2g）
- 水……大さじ3（45g）

作り方

1. 白菜は1cm幅に切り、しめじは石づきをとりほぐす。
2. なべにサラダ油を熱し、1をいためる。
3. しめじがしんなりしてきたら、水、調味料を入れて汁けがなくなるまで煮、器に盛る。

キャベツの甘酢あえ

材料（2人分）

- キャベツ……2枚（80g）
- にんじん……6g
- 塩……少量（0.6g）
- 砂糖……小さじ1（3g）
- 酢……小さじ2（10g）

作り方

1. キャベツは5mm幅、にんじんはせん切りにし、さっとゆでる。
2. ボールに塩、砂糖、酢を混ぜ合わせる。
3. しっかりと水けを絞った1を、2であえ、器に盛る。

ごはん

1人分・130g

献立1人分　E エネルギー 591kcal　P たんぱく質 30.0g　F 脂質 16.7g　C 炭水化物 79.6g　S 塩分 2.7g

1週間献立

夕食

1日目

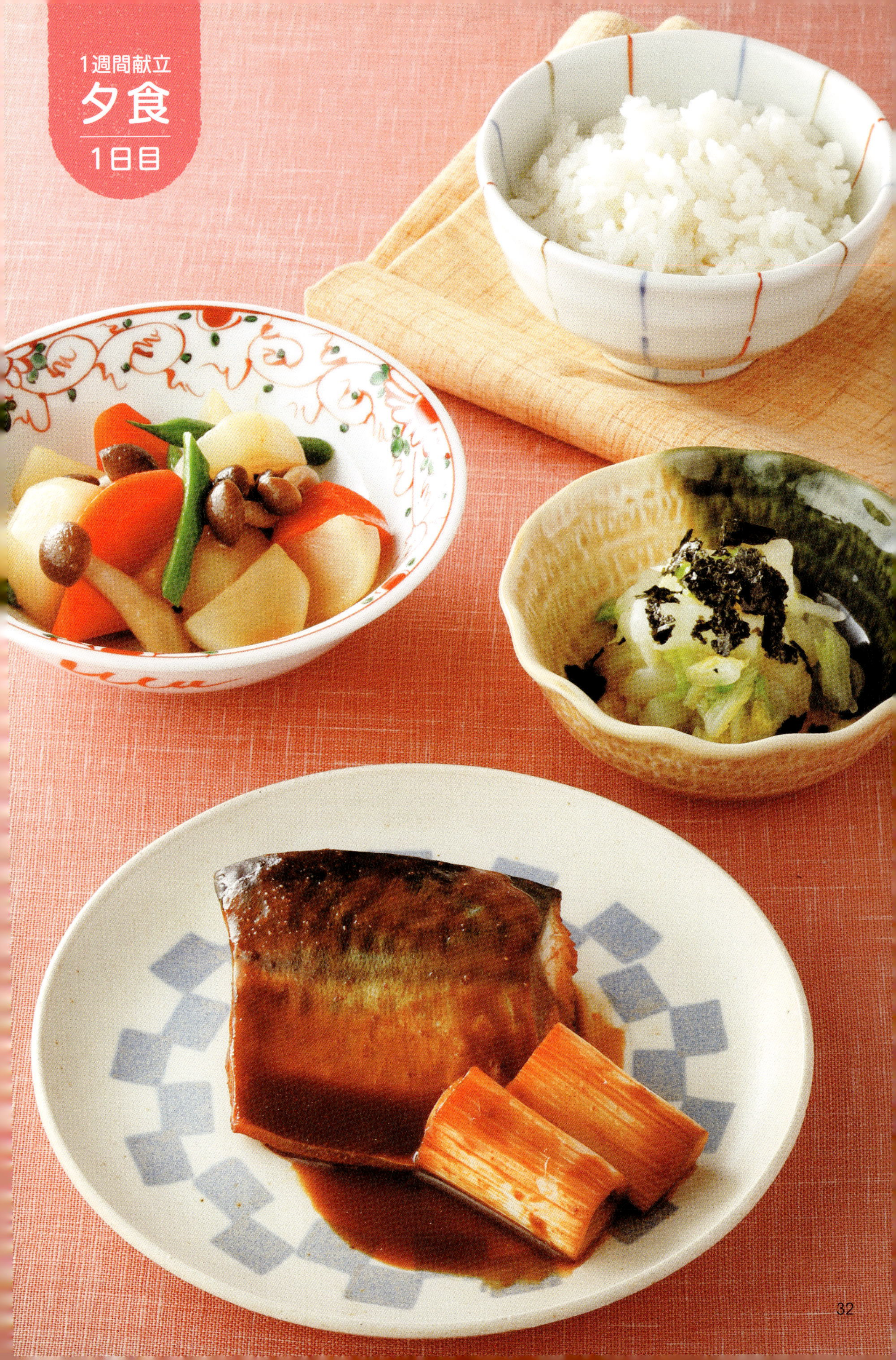

サバのみそ煮

材料（2人分）

- サバ……80g×2切れ（160g）
- 赤みそ……大さじ1弱（16g）
- 酒……小さじ1強（6g）
- 水……100mℓ
- 砂糖……大さじ1（9g）
- しょうゆ……小さじ1（6g）
- しょうが……1かけ（6g）
- 根深ねぎ……60g

作り方

1. しょうがは輪切りに、根深ねぎは3cm長さに切る。
2. なべに水と調味料を入れ、沸騰したら、サバと1を入れる。
3. 落としぶたをして、弱火で煮汁がとろっとするまで煮込む。
4. 器に3のサバを盛り、ねぎを添える。

白菜の磯あえ

材料（2人分）

- 白菜……1.5枚（140g）
- もみのり……1g
- 減塩しょうゆ……小さじ1（6g）

作り方

1. 白菜は8mm幅に切る。
2. 1をさっとゆでたら水で冷やし、しっかり絞る。
3. 器に2を盛り、上にのりをのせ、しょうゆをかける。

かぶ・にんじん・いんげん豆の煮物

材料（2人分）

- かぶ……小2個（120g）
- にんじん……60g
- ぶなしめじ……1/2パック（50g）
- いんげん豆（冷凍）……20g
- サラダ油……小さじ1（4g）
- 顆粒カツオだし……小さじ2/3（2g）
- 水……100mℓ
- 砂糖……小さじ1（3g）
- しょうゆ……小さじ1（6g）

作り方

1. かぶは6等分し、にんじんは小さめの乱切りに、しめじは石づきをとりほぐす。
2. なべにサラダ油を熱し、1をいためる。
3. 表面に油がまわったら、水、調味料を加える。
4. でき上がる直前にいんげん豆を入れ、ひと煮立ちしたら火を消し、器に盛る。

ごはん

1人分・130g

夕食は1日でいちばんボリュームが大きくなりがちです。副菜を2品にする場合は、野菜中心の食材でエネルギー控えめに。

献立1人分　E エネルギー 513kcal　P たんぱく質 24.5g　F 脂質 16.8g　C 炭水化物 63.9g　S 塩分 2.4g

1週間献立

昼食

2日目

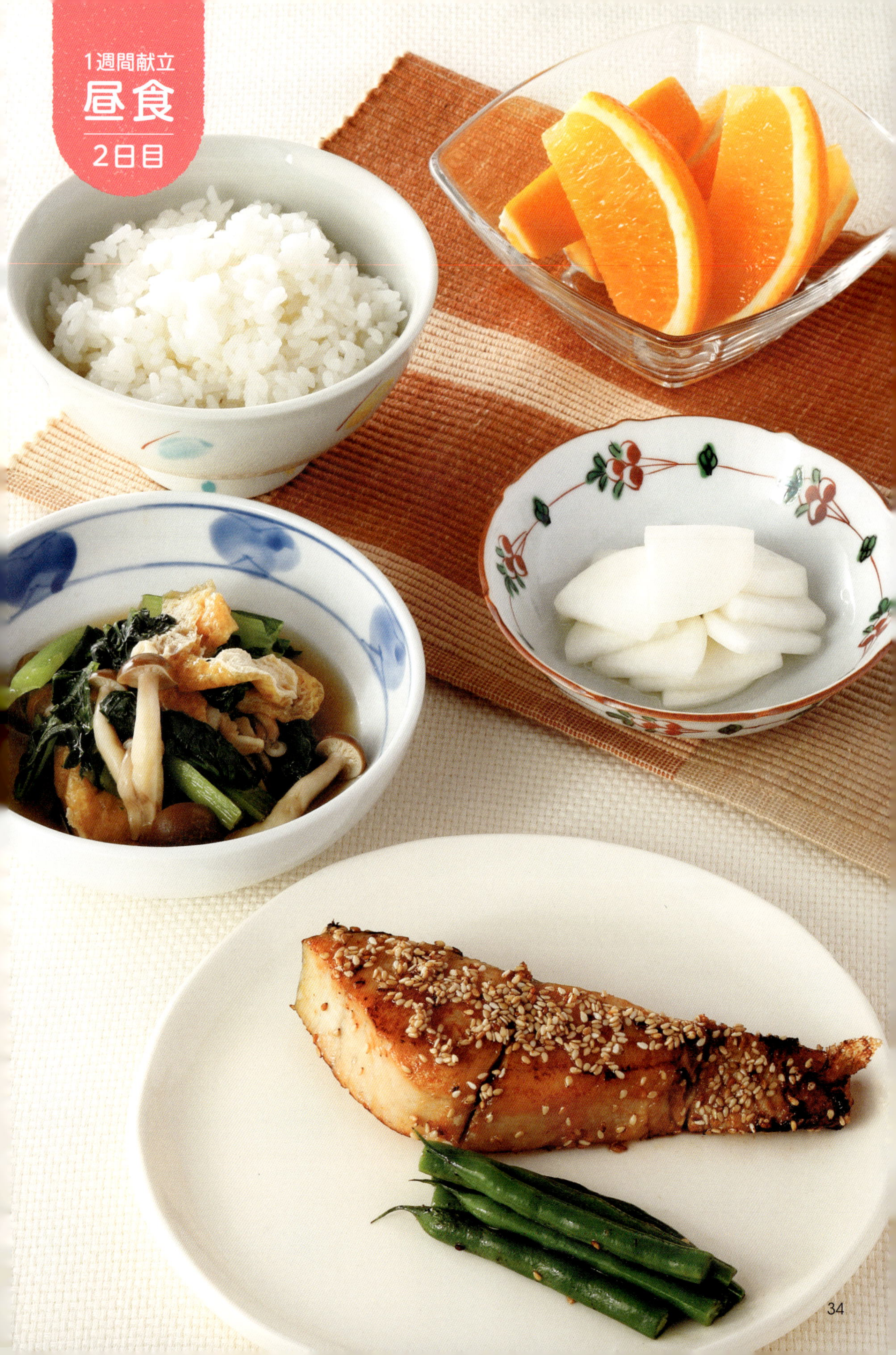

サワラの香味焼き いんげん豆のソテー添え

材料(2人分)

サワラ	80g×2切れ(160g)
玉ねぎ	1/8個(25g)
おろししょうが(市販品)	小さじ1/2弱(2g)
みりん	小さじ1(6g)
しょうゆ	小さじ2(12g)
いり白ごま	大さじ1と1/2(9g)
サラダ油	大さじ1/2(6g)
●つけ合わせ	
いんげん豆(冷凍)	30g
サラダ油	小さじ1/2(2g)
塩	少量(0.06g)

作り方

1 玉ねぎをすりおろす。
2 1におろししょうが、みりん、しょうゆを合わせ、サワラを10分程度漬ける。
3 サワラの表面にごまをふりかけ、サラダ油を熱したフライパンで焼く。
4 サワラが焼き上がる少し前に、フライパンのすき間にサラダ油を引き、いんげん豆をいため、塩をふる。
5 4のサワラを器に盛り、いんげん豆を添える。

オレンジ

1人分・1/2個(皮つき125g)
皮をつけたまま1個を8〜10等分し、皮と果実の間に切り込みを入れる。

サワラはすりおろし玉ねぎと、白ごまでひと味違った照り焼きに。

小松菜と油揚げの煮物

材料(2人分)

小松菜	1/2束(120g)
油揚げ	1/3枚(10g)
ぶなしめじ	1/2パック(50g)
顆粒カツオだし	小さじ2/3(2g)
水	1/2カップ(100mℓ)
酒	小さじ1(5g)
砂糖	小さじ1(3g)
しょうゆ	大さじ1/2(9g)

作り方

1 小松菜は5cm長さに、油揚げは1cm幅に切り、しめじは石づきをとりほぐす。
2 なべに1と水、顆粒カツオだしを入れ、沸騰したら調味料をすべて加える。
3 落としぶたをし、煮汁が少なくなるまで煮て器に盛る。

かぶの甘酢あえ

材料(2人分)

かぶ	1個(80g)
塩	少量(0.6g)
砂糖	小さじ1(3g)
酢	小さじ2(10g)

作り方

1 かぶは皮をむいて4等分し、5mm幅に切る。
2 ポリ袋に1と調味料を入れ、空気を抜いて閉じ、冷蔵庫で15分程度ねかし、器に盛る。

ごはん

1人分・130g

献立1人分 E エネルギー 518kcal　P たんぱく質 25.8g　F 脂質 16.9g　C 炭水化物 64.6g　S 塩分 2.1g

1週間献立
夕食
2日目

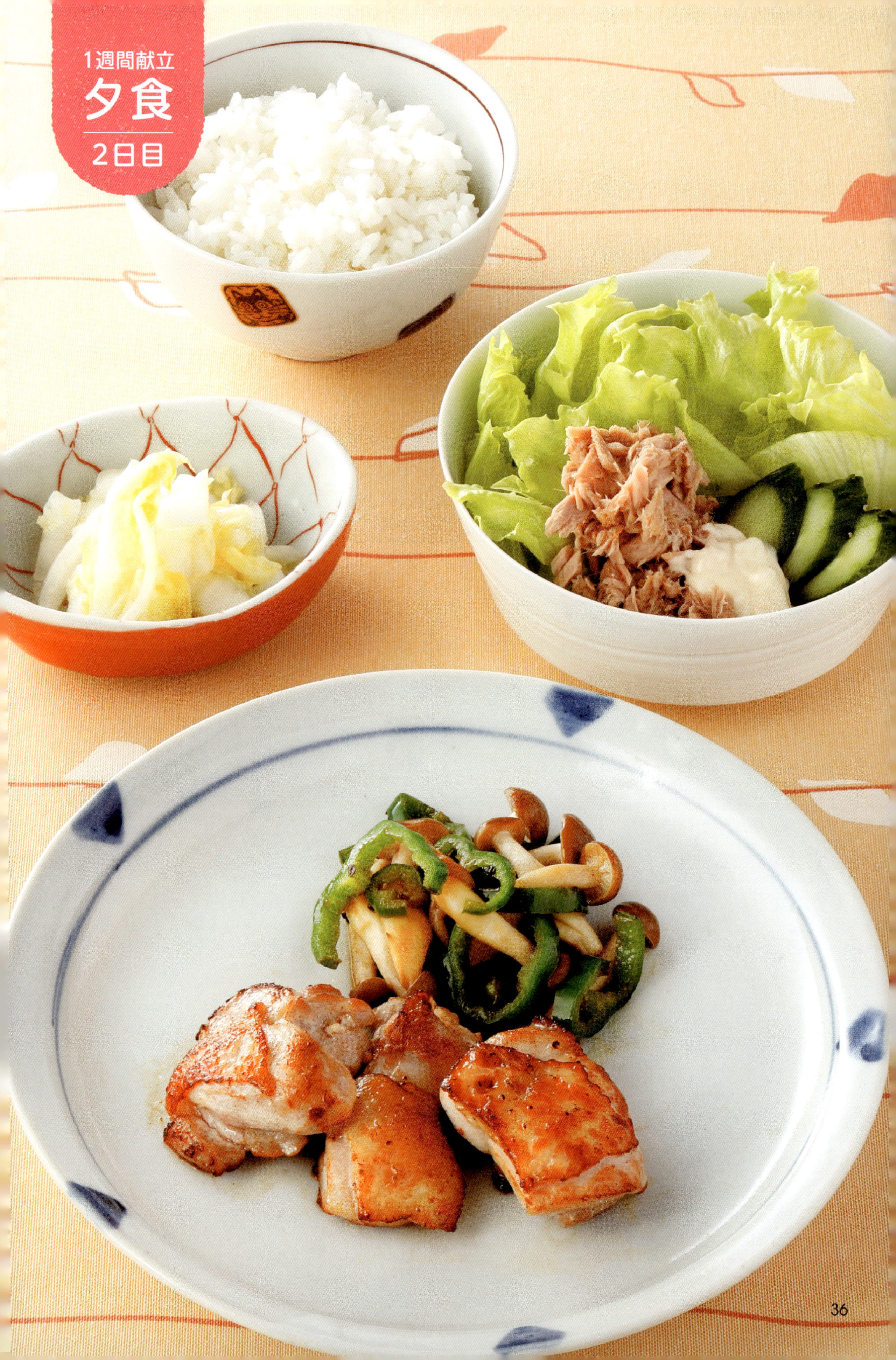

鶏もも肉のソテー
ピーマンとしめじのソテー添え

材料(2人分)

鶏もも肉(皮つき)……160g
酒……小さじ1弱(4g)
塩……少量(0.6g)
白こしょう……少量(0.02g)
サラダ油……小さじ2(8g)

●つけ合わせ

ピーマン……1個(30g)
ぶなしめじ……1/2パック(50g)
サラダ油……小さじ1(4g)
塩……少量(0.06g)
顆粒カツオだし……小さじ2/3(2g)
みりん……小さじ1(6g)
しょうゆ……小さじ1(6g)

作り方

1 鶏肉は一口大に切り、酒をふりかけ、塩、こしょうをする。
2 サラダ油を熱したフライパンで、1を中まで火が通るようじっくり両面を焼く。
3 しめじは石づきをとりほぐす。ピーマンは半分に切って種をとり除き、細切りにする。
4 サラダ油を熱したフライパンで、3をいため調味する。
5 2を器に盛り、4を添える。

コレステロールが気になるかたは鶏肉の皮をはずしてくださいね。

ツナサラダ(レタス、きゅうり)

材料(2人分)

ツナ水煮(缶詰め：ノンオイル)……1缶(70g)
レタス……3枚(90g)
きゅうり……1/3本(30g)
マヨネーズ……大さじ1と2/3(20g)

作り方

1 レタスは食べやすい大きさにちぎり、きゅうりは斜め薄切りにする。
2 器に1を盛り、水けをきったツナ、マヨネーズを添える。

白菜の浅漬け

材料(2人分)

白菜……1枚(80g)
しょうが……1かけ(2g)
浅漬けのもと(市販品)……18g

作り方

1 白菜は食べやすい幅に切る。
2 しょうがはせん切りにする。
3 ポリ袋に、1、2、浅漬けのもとを入れ、空気を抜いて閉じ、冷蔵庫で15分程度ねかす。
4 3を絞って器に盛る。

ごはん

1人分・130g

献立1人分
E エネルギー 533kcal
P たんぱく質 25.2g
F 脂質 24.3g
C 炭水化物 50.1g
S 塩分 1.8g

1週間献立

昼食

3日目

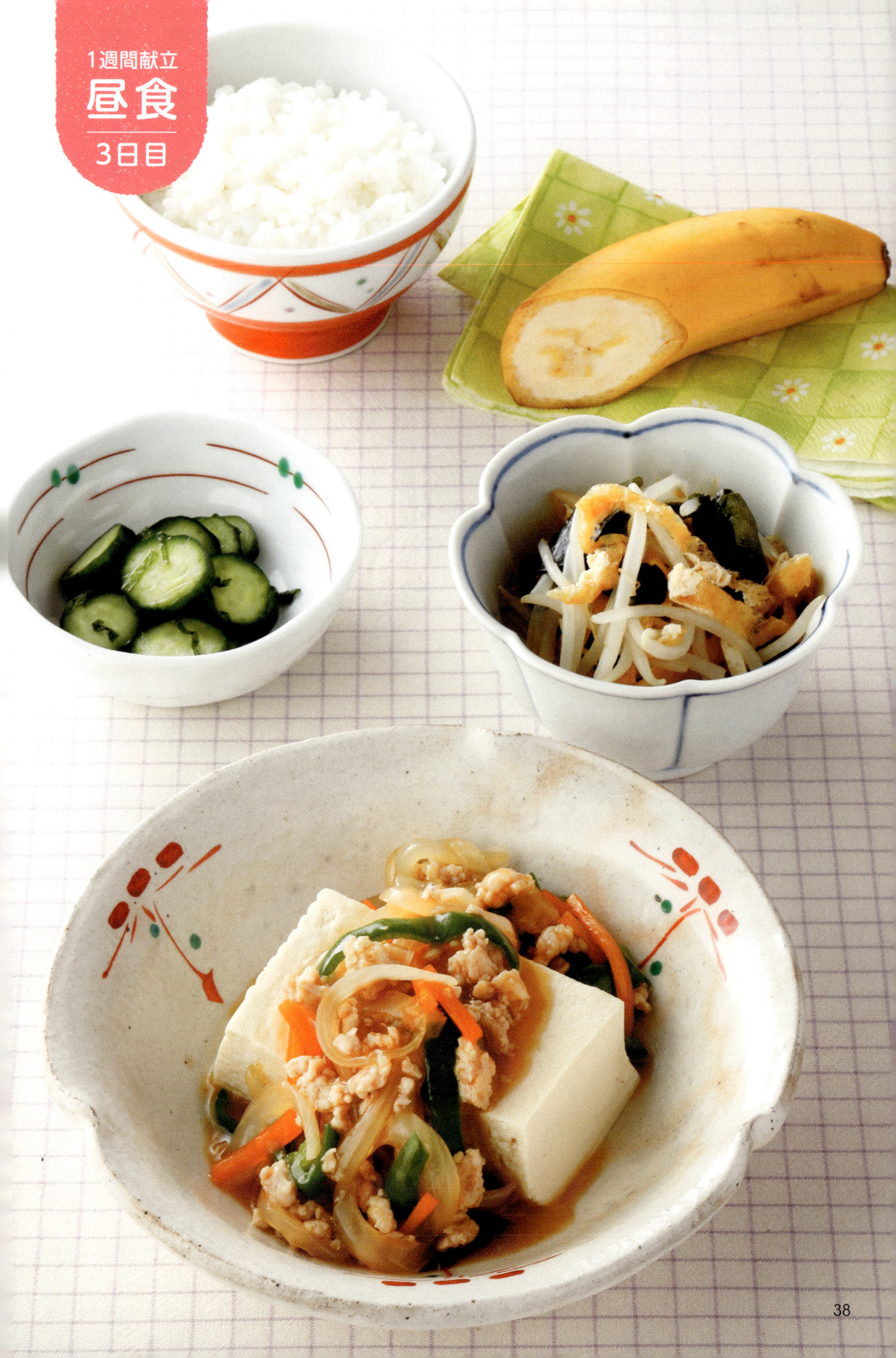

豆腐のそぼろあんかけ

材料（2人分）

もめん豆腐……1丁（300g）
鶏ひき肉……70g
玉ねぎ……1/2個（100g）
にんじん……30g
ピーマン……1個（30g）
サラダ油……小さじ1（4g）
砂糖……小さじ2（6g）
しょうゆ……大さじ1（18g）
水……120～150mℓ
かたくり粉……小さじ1（3g）
かたくり粉をとく水……小さじ2（10g）

作り方

1 豆腐は耐熱皿に入れ、ラップをして電子レンジで2分程度加熱する。
2 玉ねぎは薄切りにし、にんじんとピーマンは太めのせん切りにする。
3 サラダ油を熱したフライパンでひき肉をいため、全体に火が通ったら2の野菜をさっといためる。
4 全体に火が通ったら、水、調味料を加えて煮立たせる。
5 最後に水ときかたくり粉でとろみをつけ、器に盛った1にかける。

バナナ

1人分・1/2本（皮つき110g）

豆腐は、電子レンジで水切りします。このひと手間がうす味でもおいしい一品に仕上げるコツです。

もやしとわかめの酢の物

材料（2人分）

もやし……1/3袋（80g）
カットわかめ……1g（乾燥）→もどして10g
油揚げ……2/3枚（20g）
砂糖……小さじ1（3g）
塩……少量（0.6g）
しょうゆ……小さじ1/2（3g）
酢……小さじ2（10g）

作り方

1 たっぷりのお湯でわかめをもどす。
2 油揚げは5㎜幅に切り、もやしといっしょに熱湯でさっとゆでる。
3 ボールに調味料を混ぜ合わせ、しっかりと水けを絞った1、2をあえ、器に盛る。

きゅうりの浅漬け

材料（2人分）

きゅうり……2/3本（60g）
大葉……18g

作り方

1 きゅうりは5㎜幅の輪切りに、大葉はせん切りにする。
2 ポリ袋に1と浅漬けのもとを入れ、空気を抜いて閉じ、冷蔵庫で15分程度ねかす。
3 2を絞って器に盛る。

ごはん

1人分・130g

献立1人分	E エネルギー	P たんぱく質	F 脂質	C 炭水化物	S 塩分
	533kcal	25.7g	14.2g	75.4g	2.4g

1週間献立
夕食
3日目

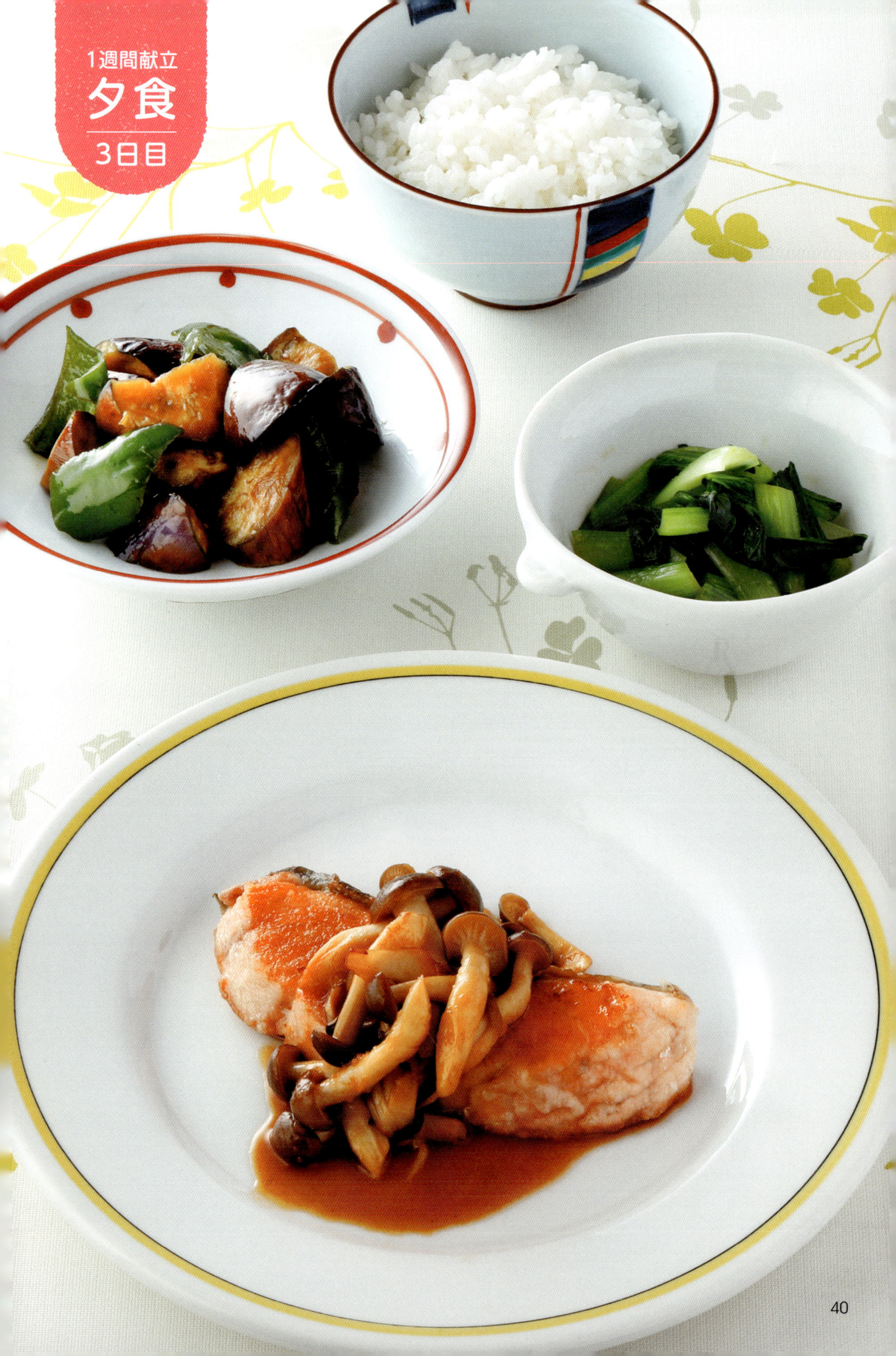

サケのムニエル しめじのソテー添え

材料(2人分)

サケ……80g × 2切れ(160g)
塩……少量(1g)
白こしょう……少量(0.02g)
小麦粉……大さじ2(18g)
サラダ油……小さじ2(8g)

●つけ合わせ

ぶなしめじ……1/2パック(50g)
バター……小さじ2(8g)
しょうゆ……小さじ2(12g)
おろししょうが(市販品)……小さじ1弱(4g)
砂糖……小さじ2(6g)

作り方

1 サケに塩、こしょうをふり、小麦粉をまぶす。
2 サラダ油を熱したフライパンで 1 の両面を焼く。
3 フライパンにバターをとかし、しめじをいためる。
4 調味料を加えてひと煮立ちさせたら、器に盛った 2 にかける。

サケには、抗酸化作用の強いアスタキサンチンという色素物質や動脈硬化予防に役立つDHA、EPAなども多く含まれます。ソテー、揚げ物、蒸し物、生でもOK。ぜひ、冷凍庫にストックして活用しましょう。

なすとピーマンのいため煮

材料(2人分)

なす……小2本(120g)
ピーマン……2個(60g)
ごま油……小さじ1(4g)
砂糖……小さじ1(3g)
しょうゆ……小さじ1(6g)
顆粒カツオだし……小さじ2/3(2g)
水……大さじ1(15g)

作り方

1 なすとピーマンは乱切りにする。
2 フライパンにごま油を熱し、1 をいためる。
3 調味料と水を加えていため煮にし、器に盛る。

小松菜のからしあえ

材料(2人分)

小松菜……1/2束(120g)
しょうゆ……小さじ1(6g)
練りがらし(市販品)……小さじ1/4(1.25g)

作り方

1 小松菜をゆで、水けを絞り、3cm長さに切る。
2 しょうゆに練りがらしをよくとき、小松菜とあえ、器に盛る。

ごはん

1人分・130g

献立1人分 E エネルギー 482kcal　P たんぱく質 25.7g　F 脂質 13.6g　C 炭水化物 62.8g　S 塩分 2.6g

1週間献立

昼食

4日目

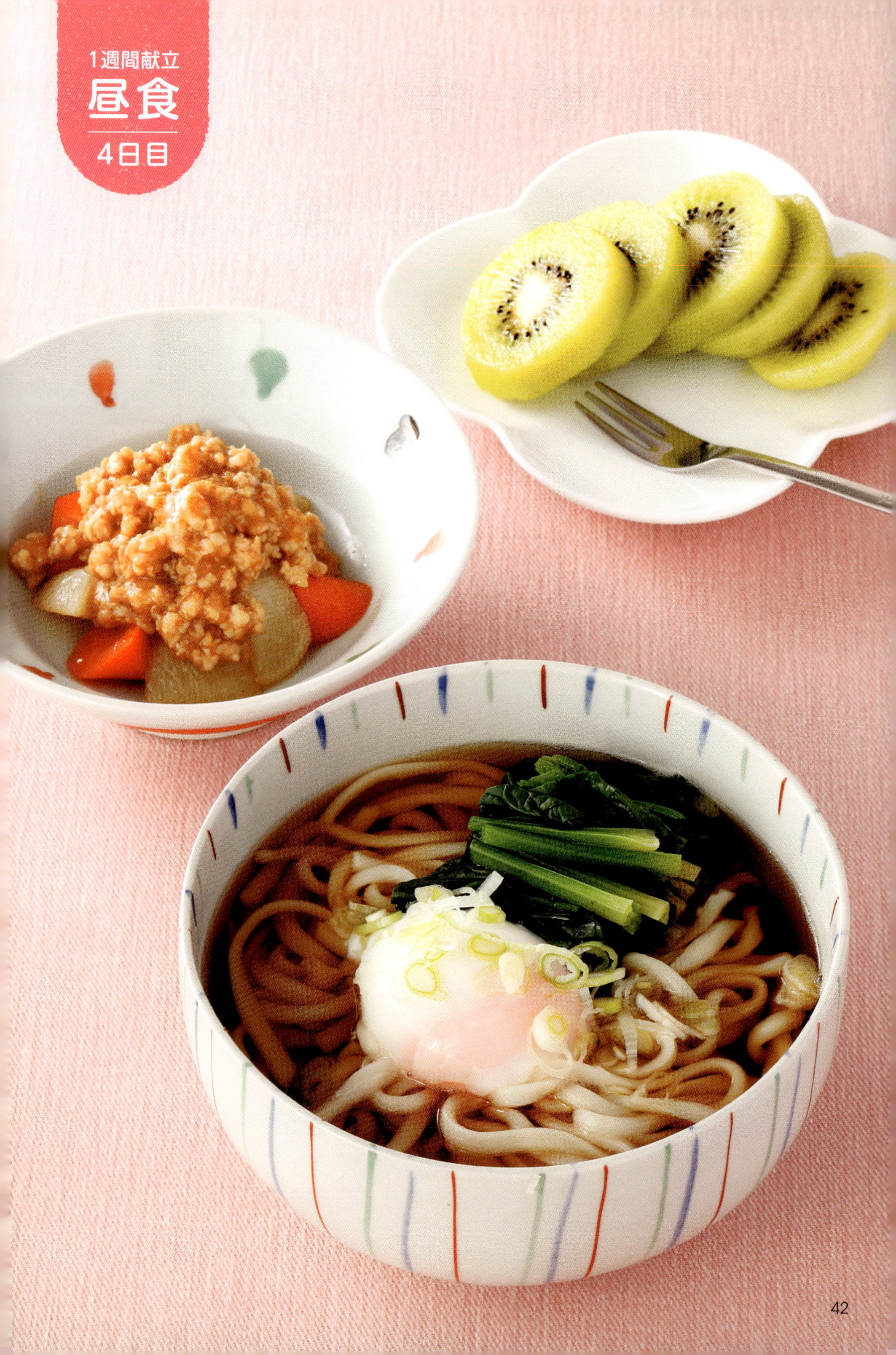

月見うどん

材料（2人分）

うどん（冷凍）……400g
卵または温泉卵……2個（100g）
ほうれん草（冷凍）……80g
めんつゆ（市販品：3倍濃縮）……80mℓ
水……480mℓ
●薬味
根深ねぎ……30g
七味とうがらし……少量（好みで）

作り方

1 水で希釈しためんつゆをなべで加熱する。
2 冷凍うどんを入れ加熱し、うどんがほぐれ再度沸騰したら卵を割り入れ、ふたをして白身がかたまるまで煮る（市販の温泉卵でもOK）。
3 卵がかたまったら、冷凍ほうれん草を加え解凍する。器に盛り、小口に切ったねぎを添える。七味はお好みで。

キウイ

1人分・1個（皮つき100g）
皮をむき、輪切りにする。

めん類のメニューは塩分が高めです。めんと具を食べ、汁を残すことによって塩分約2gを減塩することができます。

かぶとにんじんの肉みそかけ

材料（2人分）

かぶ……2個（120g）
にんじん……40g
サラダ油……小さじ1（4g）
A 顆粒カツオだし……小さじ2/3（2g）
　水……大さじ3（45g）
　砂糖……小さじ1（3g）
　しょうゆ……小さじ1/2（3g）
鶏ひき肉……100g
おろししょうが（市販品）……小さじ1/2（2.5g）
ごま油……小さじ1（4g）
B 合わせみそ……大さじ1/2（9g）
　砂糖……小さじ2（6g）
　しょうゆ……小さじ1（6g）
　顆粒カツオだし……小さじ2/3（2g）
　水……大さじ3（45g）
かたくり粉……小さじ1（3g）
かたくり粉をとく水……小さじ2（10g）

作り方

1 かぶとにんじんは乱切りにする。
2 なべにサラダ油を引き、1をいためる。
3 油がまわったら、Aを入れてやわらかくなるまで煮る。
4 小さめのなべまたはフライパンにごま油を熱し、ひき肉とおろししょうがをいためる。
5 ひき肉に火が通ったら、Bを入れて混ぜ合わせ、ひと煮立ちさせる。
6 水ときかたくり粉をまわし入れ、とろみをつける。
7 3を器に盛り、上から6の肉みそをかける。

献立1人分　E エネルギー 545kcal　P たんぱく質 27.4g　F 脂質 12.9g　C 炭水化物 78.5g　S 塩分 6.2g

1週間献立
夕食
4日目

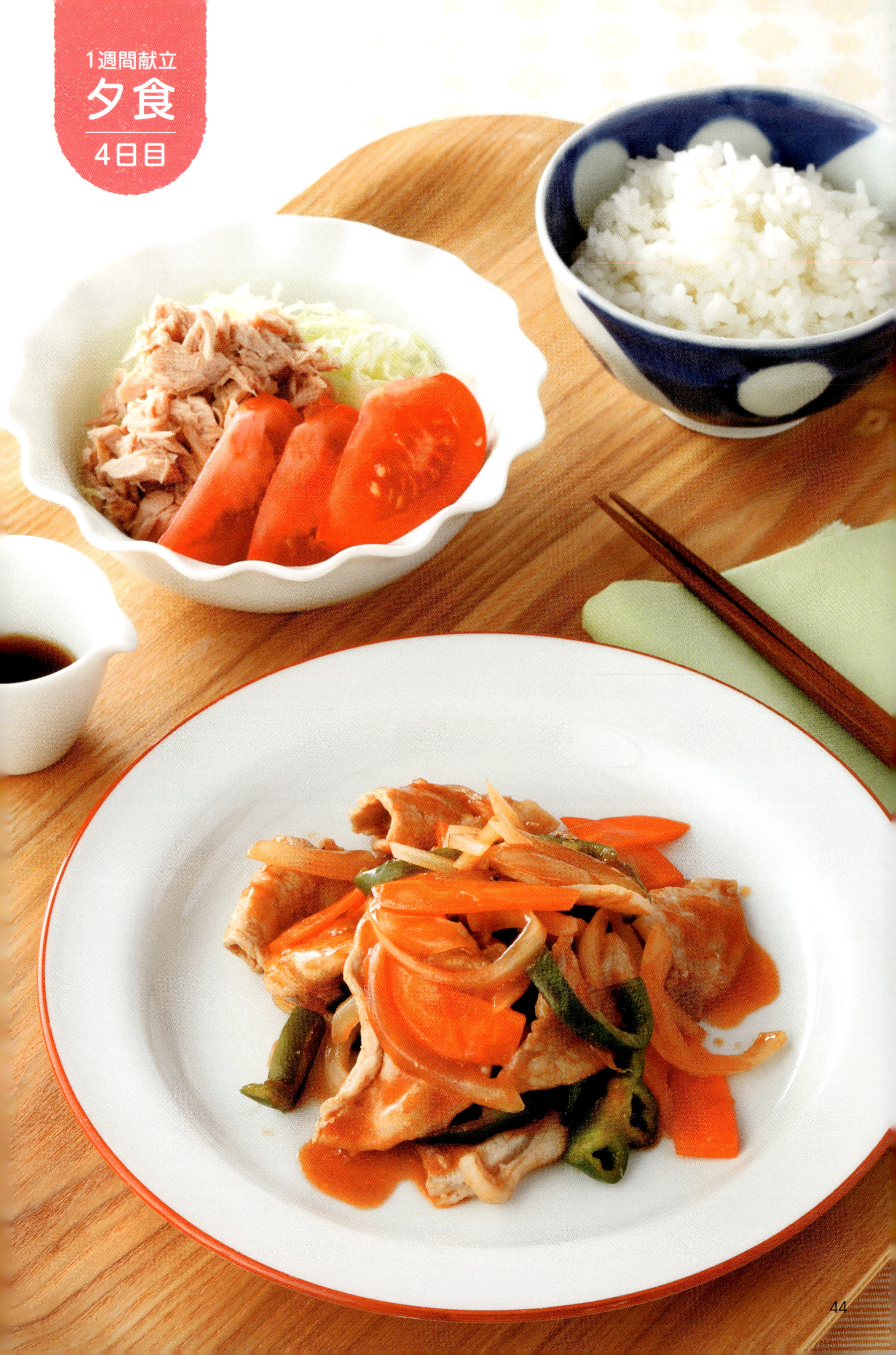

豚肉と野菜のソテー

材料（2人分）

豚ロース薄切り肉……160g
サラダ油……小さじ2（8g）
おろしにんにく（市販品）……少量（1.25g）
玉ねぎ……1/2個（100g）
にんじん……30g
ピーマン……1個（30g）
A 酒……小さじ2（10g）
　中濃ソース……大さじ1強（24g）
　トマトケチャップ……大さじ1強（20g）

作り方

1 豚肉は食べやすい大きさに切る。
2 玉ねぎは薄切り、にんじんは半月切り、ピーマンは、半分に切って種を除き5mm幅に切る。
3 Aの調味料を混ぜ合わせておく。
4 フライパンでサラダ油を熱し、おろしにんにくをいため、香りが立ったら1の豚肉をいためる。
5 豚肉に火が通ったら、2の野菜を加えていためる。
6 全体に油がまわったら3の調味料を入れ、野菜がしんなりするまでいため、器に盛る。

ツナ缶は、淡泊な味なのでどんな料理にも合いますし、加熱せずに食べられます。常備しておけば、手軽にたんぱく質やDHA、EPAなどの脂質も摂取することができます。

ツナサラダ（キャベツ、トマト）

材料（2人分）

ツナ水煮（缶詰め：ノンオイル）……1缶（70g）
キャベツ……1.5枚（80g）
トマト……1/2個（80g）
和風ドレッシング（市販品）
……大さじ1と1/3（20g）

作り方

1 キャベツはせん切り、トマトはくし形に6等分し、器に盛る。
2 水けをきったツナを添え、ドレッシングをかける。

ごはん

1人分・130g

献立1人分　E エネルギー 531kcal　P たんぱく質 28.3g　F 脂質 18.0g　C 炭水化物 60.0g　S 塩分 1.6g

1週間献立

昼食

5日目

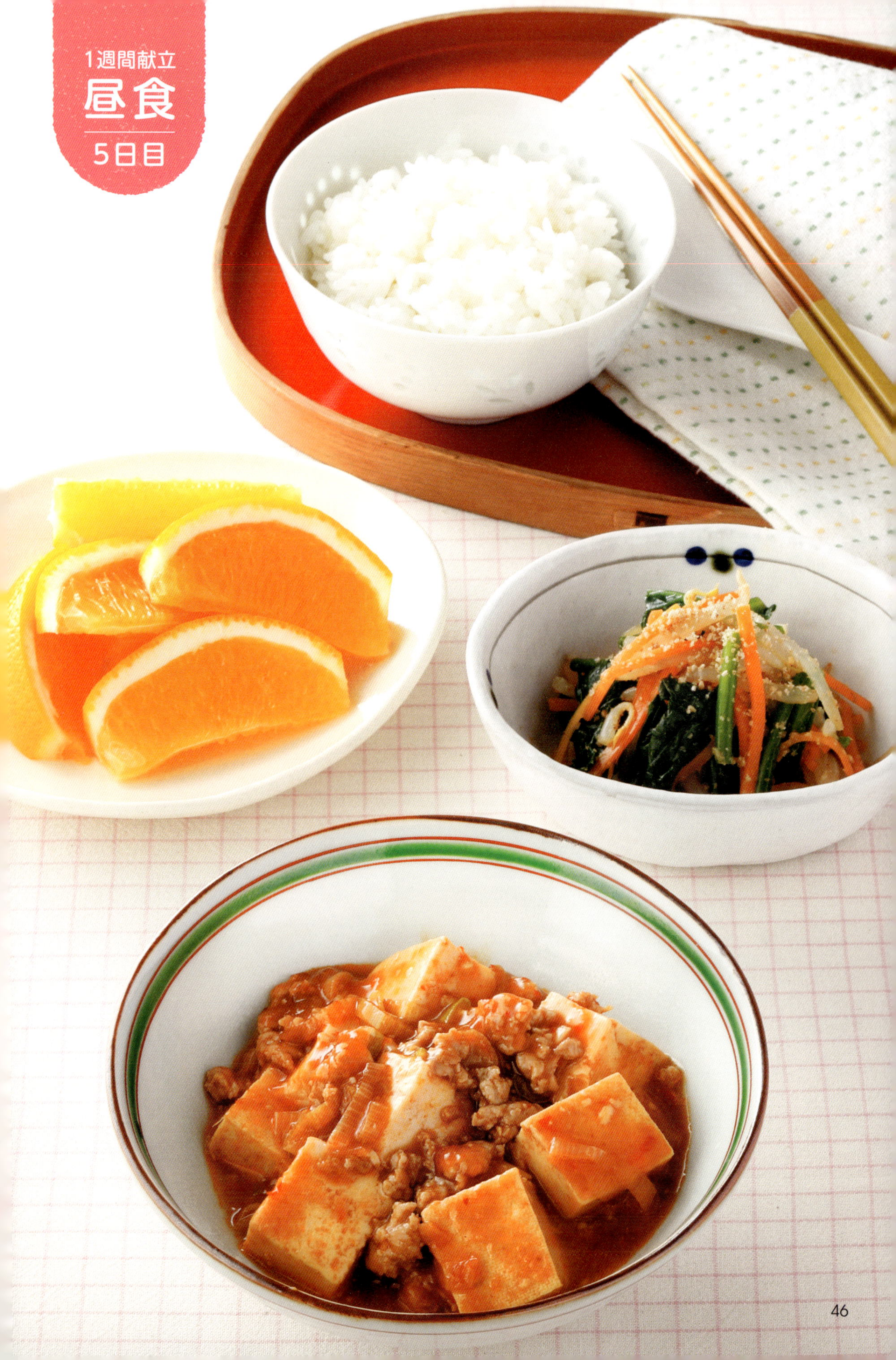

麻婆豆腐

材料(2人分)

もめん豆腐	1丁(300g)
豚ひき肉	80g
根深ねぎ	40g
おろししょうが(市販品)	小さじ1(5g)
おろしにんにく(市販品)	少量(1g)
豆板醤《とうばんじゃん》	小さじ1弱(6g)
サラダ油	小さじ2(8g)
A 顆粒鶏がらだし	小さじ1(3g)
水	150mℓ
砂糖	大さじ1(9g)
しょうゆ	大さじ1/2(9g)
合わせみそ	大さじ1/2(9g)
かたくり粉	小さじ1(3g)
かたくり粉をとく水	小さじ2(10g)

作り方

1 豆腐は大きめのさいの目にカットする。ねぎは3mm幅の小口切りにする。
2 Aを混ぜ合わせておく。かたくり粉は水でといておく。
3 フライパンにサラダ油を熱し、にんにくと豆板醤を入れていためる。
4 香りが立ってきたらひき肉を入れ、木べらでほぐしながら火が通るまでいためる。
5 ひき肉がぽろぽろになったら、ねぎ、しょうがを加えていためる。
6 ねぎがしんなりしたら、Aと1を入れ、混ぜながら煮立たせる。
7 火を消し水どきかたくり粉をまわし入れたら、再び火をつけて静かに混ぜ、器に盛る。

ほうれん草のナムル

材料(2人分)

ほうれん草(冷凍)	80g
にんじん	30g
もやし	1/3袋(80g)
すり白ごま	大さじ1(6g)
ごま油	小さじ1(4g)
砂糖	小さじ1(3g)
しょうゆ	小さじ1(6g)

作り方

1 にんじんをせん切りにする。
2 沸騰したなべににんじんを入れ、しばらくしたらもやし、ほうれん草の順に入れてゆでる。
3 ゆでたら水にとり、しっかりと絞る。
4 ボールで調味料を混ぜ合わせ、3を入れてあえる。
5 器に盛り、ごまをふる。

オレンジ

1人分・1/2個(皮つき125g)

皮をつけたまま1個を8〜10等分し、皮と果実の間に切り込みを入れる。

ごはん

1人分・130g

レトルト調味料を使ってもOK。麻婆豆腐になすやもやし、きのこなどを入れて野菜たっぷりにすると、1品でもボリュームアップ&食物繊維もしっかりとれます。

献立1人分

E エネルギー	P たんぱく質	F 脂質	C 炭水化物	S 塩分
566kcal	26.0g	20.9g	67.9g	3.3g

1週間献立
夕食
5日目

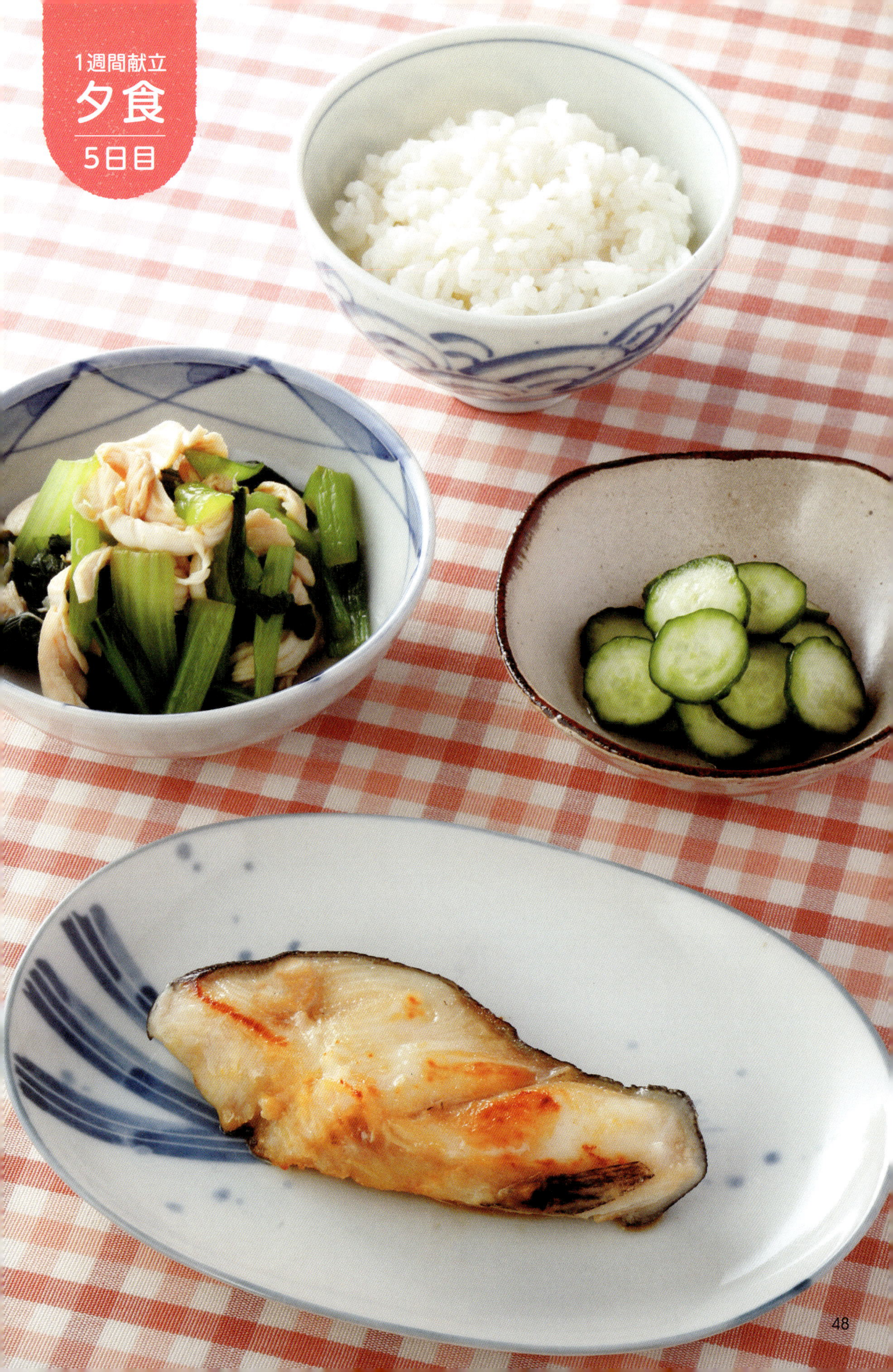

ギンダラの西京焼き

材料(2人分)

- ギンダラ……80g×2切れ(160g)
- 西京みそ……大さじ2(36g)
- みりん……小さじ2(12g)
- 塩……少量(1g)

作り方

1. ギンダラに塩をふる。
2. 西京みそとみりんを、なめらかになるまで混ぜ合わせる。
3. ギンダラの水けをキッチンペーパーでふきとり、2を両面に塗る。ラップをして30分程度冷蔵庫でねかす。
4. ギンダラの表面のみそをふきとり、クッキングシートを敷いたフライパンで、焦げないように弱火でじっくり焼き、器に盛る。

西京焼きも自分で作れば減塩も可能です。ささ身は市販のサラダチキンで代用OK！

小松菜とささ身のからしあえ

材料(2人分)

- 小松菜……1/2束弱(100g)
- 鶏ささ身……2本(80g)
- しょうゆ……小さじ1(6g)
- 練りがらし(市販品)……小さじ1/4(1.25g)

作り方

1. 小松菜をゆで、水けを絞り3cm長さに切る。
2. ささ身をゆで、手で裂く。
3. しょうゆに練りがらしをよくとき、小松菜、ささ身をあえ、器に盛る。

きゅうりの浅漬け

材料(2人分)

- きゅうり……1本(80g)
- 浅漬けのもと(市販品)……18g

作り方

1. きゅうりは3mm幅の輪切りにする。
2. ポリ袋に、1と浅漬けのもとを入れ、空気を抜いて閉じ、冷蔵庫で15分程度ねかし、器に盛る。

ごはん

1人分・130g

献立1人分　E エネルギー 466kcal　P たんぱく質 25.7g　F 脂質 16.2g　C 炭水化物 50.1g　S 塩分 1.8g

1週間献立
昼食
6日目

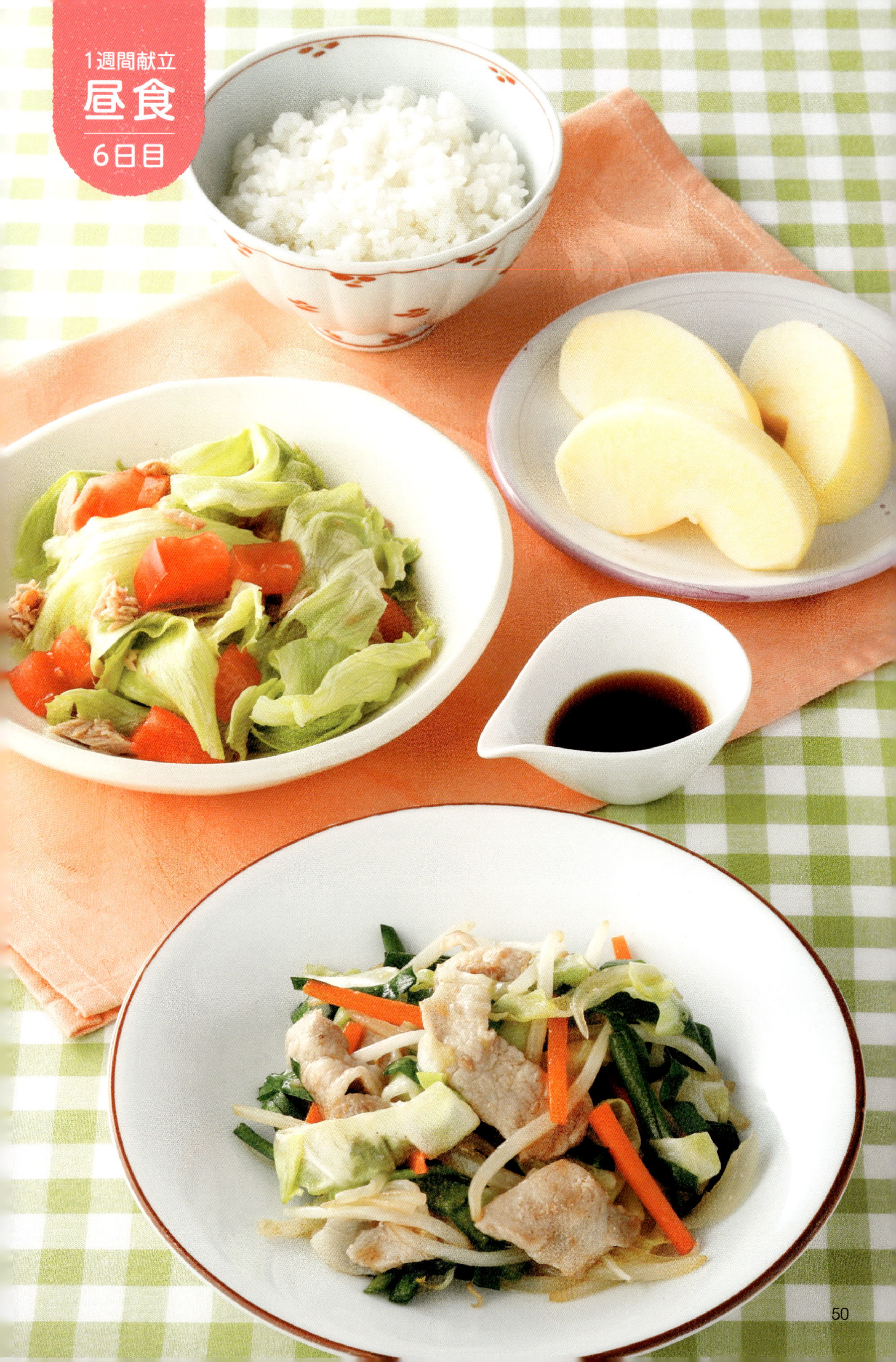

野菜の中華いため

材料(2人分)

豚ロース薄切り肉……120g
キャベツ……2枚(100g)
玉ねぎ……1/2個(100g)
にんじん……30g
ピーマン……1個(30g)
にら……1/2束(50g)
もやし……1/3袋(80g)
おろししょうが(市販品)……小さじ1/2(2.5g)
サラダ油……小さじ2(8g)
顆粒鶏がらだし……小さじ1(3g)
塩……小さじ1/2(3g)
ごま油……小さじ1(4g)

作り方

1 豚肉は食べやすい大きさに切る。
2 キャベツは2㎝幅に切り、玉ねぎは薄切り、にんじんとピーマンは太めのせん切り、にらは5㎝長さに切る。
3 サラダ油を熱したフライパンで、おろししょうがと1の豚肉をいためる。
4 肉に火が通ってきたら、にら以外の野菜を入れていためる。
5 顆粒鶏がらだしと塩を入れ、味をととのえたら、にらと香りづけのごま油を加え、さっといためて器に盛る。

野菜と豚肉のいため物は、手軽に野菜をたっぷり食べられます。どんな野菜でも応用自在。トマトケチャップやキムチなどで味をかえてもおいしくいただけます。

フレッシュサラダ(レタス、トマト)

材料(2人分)

ツナ水煮(缶詰め:ノンオイル)……1/2缶(35g)
レタス……2枚(60g)
トマト……1/2個(80g)
ノンオイル香味和風ドレッシング(市販品)
……大さじ1と1/3(20g)

作り方

1 レタスは食べやすい大きさにちぎり、トマトは1㎝角に切る。
2 ツナは水けをきっておく。
3 1と2を混ぜ合わせて器に盛り、ドレッシングをかける。

りんご

1人分・1/2個(皮つき130g)

りんごは1個を6等分して皮をむき、芯《しん》をとり除く。

ごはん

1人分・130g

献立1人分 E エネルギー 515kcal P たんぱく質 22.8g F 脂質 14.3g C 炭水化物 74.2g S 塩分 2.8g

1週間献立

夕食

6日目

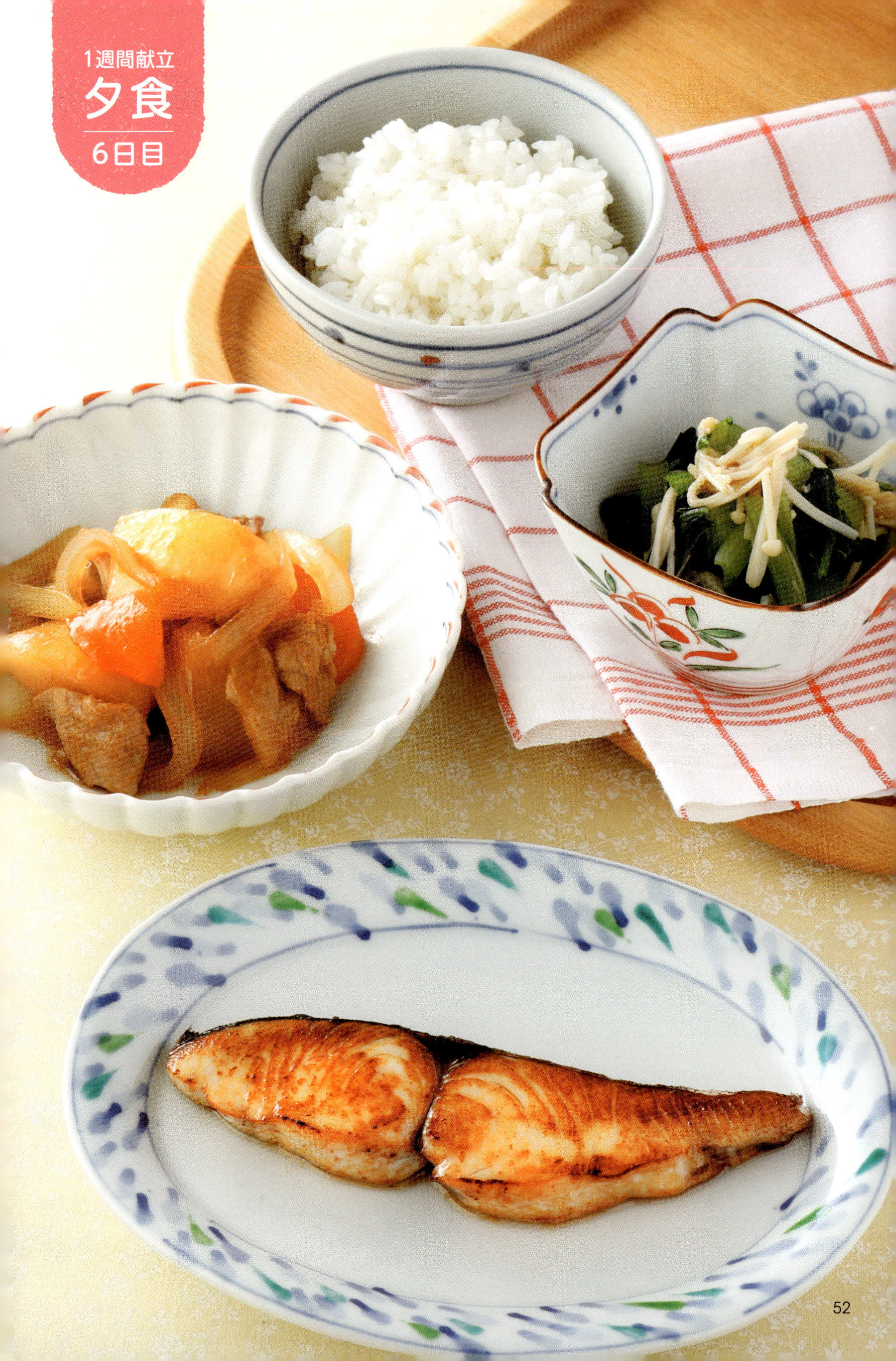

サワラの照り焼き

材料（2人分）

サワラ	80g×2切れ（160g）
みりん	小さじ2（12g）
しょうゆ	大さじ1（18g）
サラダ油	小さじ1（4g）

作り方

1 みりんとしょうゆを合わせたたれに、サワラを5分ほど漬け込む。
2 フライパンにサラダ油を引き、1のサワラの両面をじっくりと焼く。
3 漬け込んだ調味料を入れ、サワラにからめながら焼き、器に盛る。

小松菜とえのきたけのポン酢しょうゆあえ

材料（2人分）

小松菜	1/2束弱（100g）
えのきたけ	1/2袋（50g）
ポン酢しょうゆ	小さじ2（12g）

作り方

1 小松菜とえのきたけを3cm長さに切り、いっしょにゆでる。
2 ゆでたら水で冷やし、しっかり絞る。
3 器に2を盛り、ポン酢しょうゆをかける。

煮物は、野菜に火が通るまで、だし汁だけで煮ると減塩になります。最後に調味をすることで、調味料が食材の中までしみ込むことを防ぐからです。食材の中には、だし汁のうま味がしみ込んでいるので、おいしく食べられます。

肉じゃが

材料（2人分）

豚ロース薄切り肉	60g
じゃが芋	中1個（100g）
にんじん	50g
玉ねぎ	1/2個（100g）
サラダ油	小さじ2（8g）
砂糖	小さじ2（6g）
しょうゆ	小さじ2（12g）
顆粒カツオだし	小さじ2/3（2g）
水	150mℓ

作り方

1 豚肉は食べやすい大きさに切り、じゃが芋とにんじんは乱切り、玉ねぎは薄切りにする。
2 なべにサラダ油を熱し、1の豚肉をいためる。
3 豚肉に火が通ったら、じゃが芋と野菜を加え、さっといためたら水と顆粒だしを入れ、じゃが芋がやわらかくなるまでふたをして煮る。
4 じゃが芋に火が通ったら、砂糖、しょうゆを加え、落としぶたをし、汁けが少なくなるまで煮含め、器に盛る。

ごはん

1人分・130g

献立1人分　E エネルギー 571kcal　P たんぱく質 30.4g　F 脂質 18.2g　C 炭水化物 68.8g　S 塩分 3.0g

1週間献立

昼食

7日目

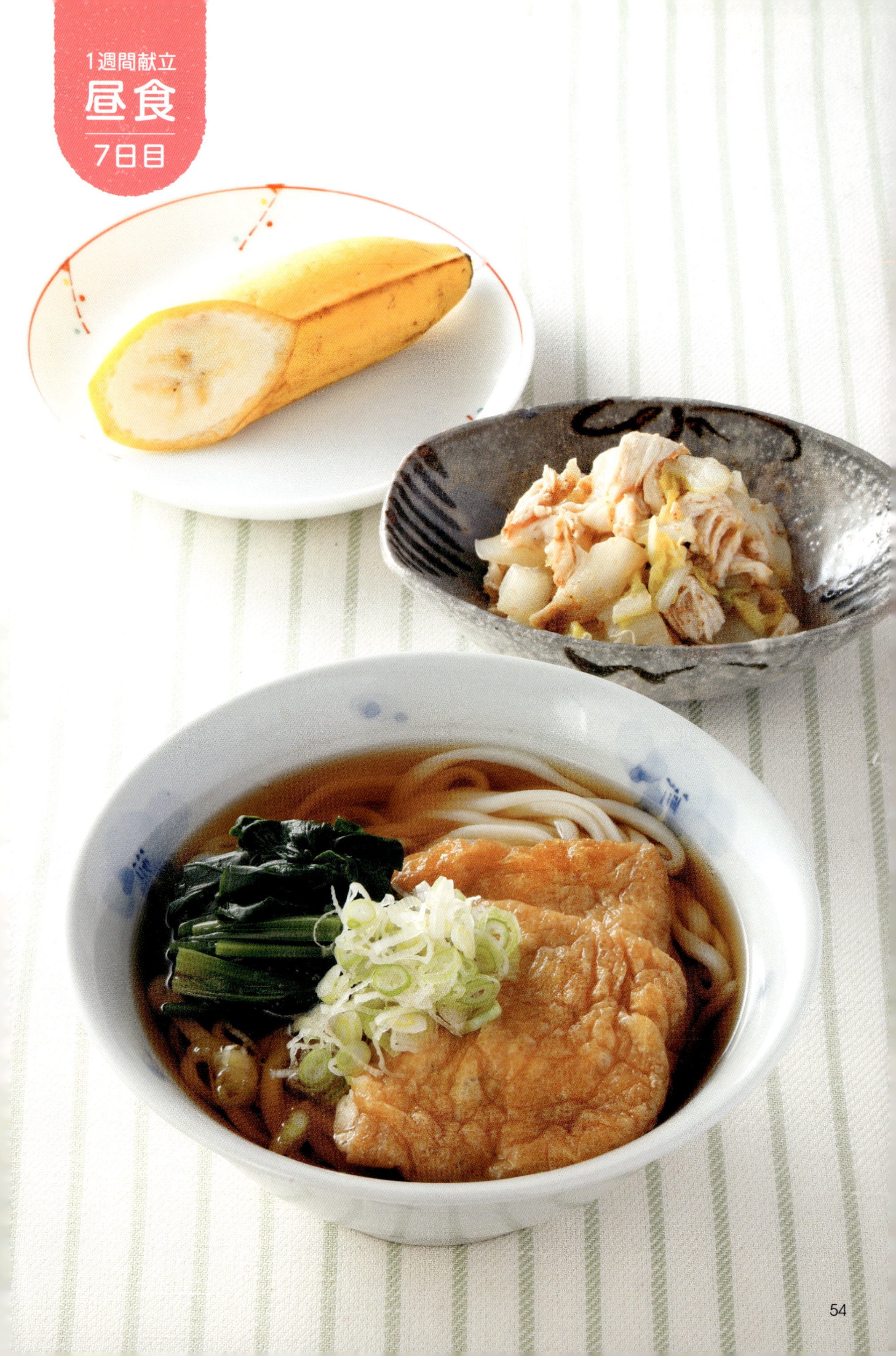

きつねうどん

材料(2人分)

うどん(冷凍)		400g
油揚げ		2枚(60g)
A	砂糖	小さじ2(6g)
	しょうゆ	小さじ1(6g)
	水	大さじ2(30g)
ほうれん草(冷凍)		80g
めんつゆ(市販品：3倍濃縮)		80mℓ
水		480mℓ
●薬味		
根深ねぎ		30g
七味とうがらし		少量(好みで)

作り方

1 小さめのなべにAと油揚げ(1/2カット)を入れて煮る。

2 水で希釈しためんつゆをなべで沸騰させ、冷凍うどんを入れる。

3 うどんがほぐれたら、冷凍ほうれん草を加え解凍する。

4 3を器に盛り、1の油揚げと、小口に切ったねぎをのせる。七味とうがらしはお好みで。

油揚げは甘辛く煮て冷凍保存しておくと、いつでもたんぱく質満点のめんがいただけます。

ささ身と白菜のごまあえ

材料(2人分)

鶏ささ身	2本(80g)
酒	小さじ1/2弱(2g)
白菜	1.5枚(140g)
すり白ごま	大さじ1(6g)
しょうゆ	小さじ1(6g)
ごま油	小さじ1(4g)

作り方

1 白菜は1cm幅に切り、さっとゆでる。

2 ささ身をゆでて裂き、酒をふる。

3 しっかりと水けをきった白菜とささ身を、ごま、調味料、ごま油であえて器に盛る。

バナナ

1人分・1/2本(皮つき110g)

献立1人分 E エネルギー 548kcal　P たんぱく質 27.1g　F 脂質 15.3g　C 炭水化物 75.2g　S 塩分 5.6g

1週間献立
夕食
7日目

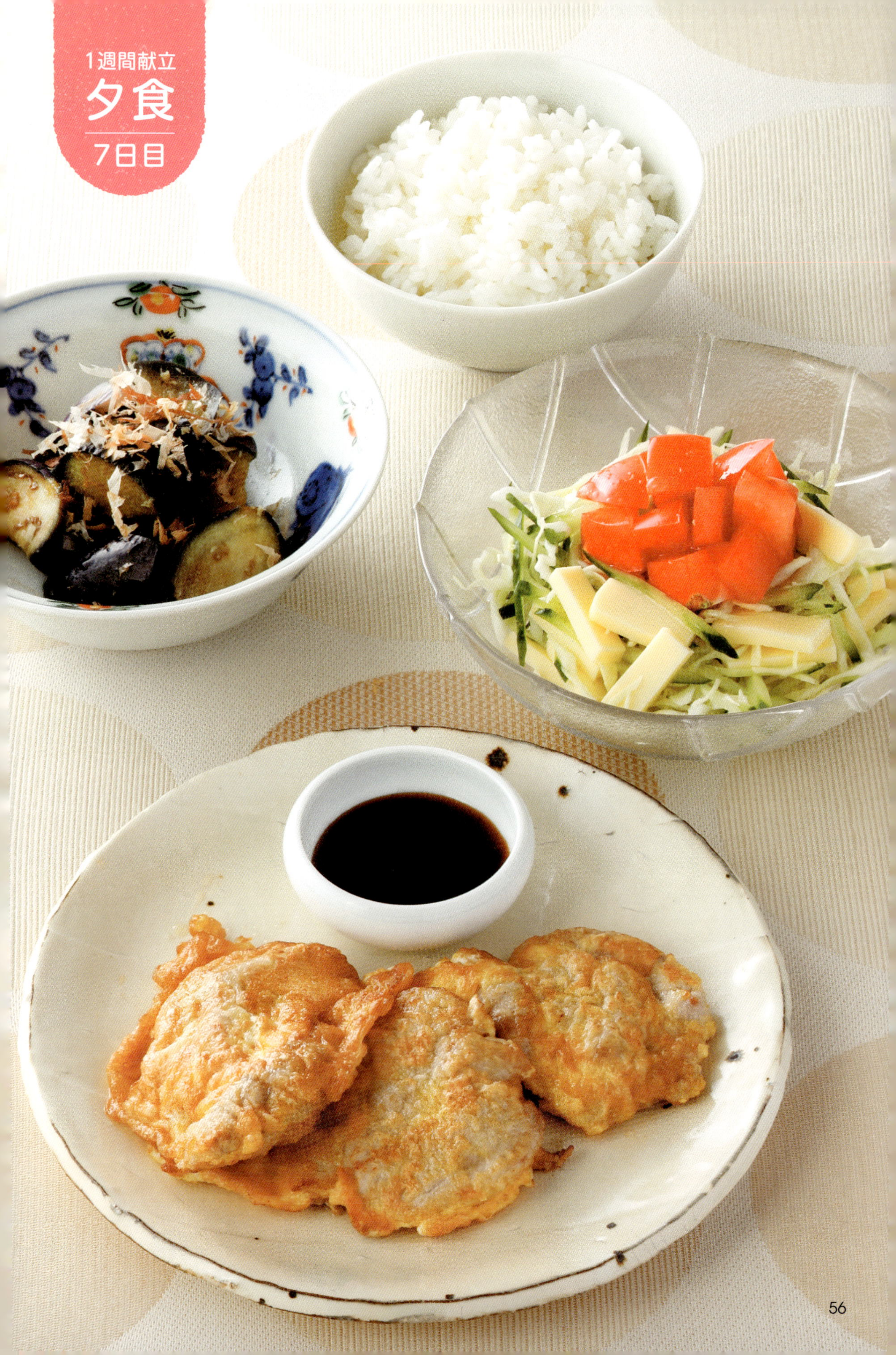

豚ヒレ肉のピカタ

材料(2人分)

豚ヒレ肉……30g×6枚(180g)
塩……少量(1.2g)
白こしょう……少量(0.02g)
小麦粉……大さじ1と1/3(12g)
卵……1個(50g)
サラダ油……大さじ1(12g)
減塩ソース……大さじ1(18g)

作り方

1 豚ヒレ肉は包丁の背でたたき、塩、こしょうをふる。
2 ボールに卵をとき、小麦粉をふった豚ヒレ肉をくぐらす。
3 サラダ油を熱したフライパンで、2の両面を焼く。
4 3を器に盛り、ソースを添える。

なすのしょうがあえ

材料(2人分)

なす……1本(80g)
おろししょうが(市販品)……小さじ1/2(2.5g)
しょうゆ……小さじ1(6g)
カツオ節……1/2袋(2.5g)

作り方

1 なすは皮つきのまま乱切りにする。
2 なすをゆで、ざるにあげてあら熱をとる。
3 2を、おろししょうがとしょうゆであえて器に盛り、上にカツオ節を盛る。

チーズサラダ

材料(2人分)

キャベツ……2枚(80g)
きゅうり……2/3本(60g)
トマト……1/2個(80g)
プロセスチーズ……3枚(50g)
フレンチドレッシング(市販品)……大さじ1と1/3(20g)

作り方

1 キャベツときゅうりは、せん切りにして混ぜる。
2 トマトは1cm角に切る。
3 器に1を盛り、プロセスチーズと2を盛りつけ、ドレッシングをかける。

ごはん

1人分・130g

ヒレ肉でたんぱく質アップ。たたくことでヒレ肉もやわらかくなります。

献立1人分 E エネルギー 589kcal P たんぱく質 34.4g F 脂質 22.8g C 炭水化物 57.5g S 塩分 2.4g

食費節約！ 生鮮食品＊献立1週間(昼食・夕食)のお買い物リスト(2人分)

たんぱく質源	サケ…………80g×2切れ	鶏もも肉(皮つき)……160g	油揚げ…………90g(3枚)
	サワラ………80g×4切れ	豚ロース薄切り肉…340g	卵…………175g(3個半)
	ギンダラ……80g×2切れ	豚ヒレ肉……………180g	プロセスチーズ50g(3枚)
	サバ…………80 g×2切れ	鶏ささ身……………160g	もめん豆腐…600g(2丁)
	ツナ水煮(缶詰め)‥175g(2.5缶)	鶏ひき肉……………170g	
		豚ひき肉………………80g	
		牛豚ひき肉…………200g	
野菜・くだもの類	キャベツ…340g(1/3玉)	かぶ…………320g(5個)	しょうが…………8g(1カケ)
	レタス……150g(1/2玉)	玉ねぎ………525 g(3個)	キウイ…………400g(4個)
	白菜………500g(1/4玉)	もやし…………240g(1袋)	オレンジ……500g(2個)
	小松菜………440g(2束)	根深ねぎ‥ 160g(細2本)	バナナ………440g(2本)
	きゅうり…… 230g(大2本)	じゃが芋……100g(1個)	りんご…………260g(1個)
	にんじん……276g(2本)	えのきたけ‥50g(1/2袋)	
	なす…………200g(3本)	ぶなしめじ……250g(2.5パック)	
	にら…………50g(1/2束)	冷凍ほうれん草·240g(1袋)	
	トマト……… 240g(1.5個)	冷凍いんげん豆‥50g(1/4袋)	
	ピーマン……180g(6個)	大葉 …………0.6g(1枚)	

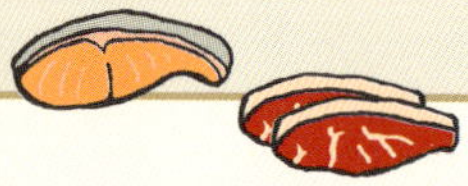
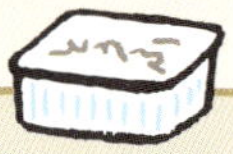

※30～57ページで紹介した、昼・夕1週間分の献立を2人分作るために必要な「生鮮食品」です。米などの穀類や、乾物、牛乳、調味料等は省略しています。くだものを除き、廃棄量は含んでいません。

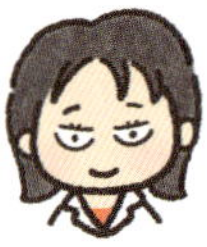

減塩調味料のじょうずな使い方

最近では、減塩しょうゆやみそはもちろん、減塩タイプのコンソメや鶏がらスープのもとなども販売され、スーパーなどで手軽に購入できるようになりました。減塩調味料への関心の高さがうかがえます。しかし、使用方法には注意が必要です。「味が薄いから」「物足りないから」といって他の調味料を追加したり、いつもより使用量を増やしてはせっかくの効果が台なしです。通常どおりの量を使用することで初めて減塩の効果があるのです。

また、減塩には減塩調味料を使う以外にも、天然のだしの味を生かしたり、酸味、香辛料などを加えたり、素材そのものの味を利用する方法もあります。減塩をすることで「食品そのものの味を感じられるようになった」とうれしそうに話してくださる患者さんもいらっしゃいます。じょうずな減塩は、高血圧予防や食べすぎ防止にもつながります。

第3章

たんぱく質豊富な主菜＆主食

低栄養やフレイル(虚弱)予防に必要不可欠な栄養素は「たんぱく質」です。
1日あたり70ｇ以上のたんぱく質摂取こそ健康長寿の秘訣。
大豆製品は食物繊維も豊富で、
肉に含まれる鉄などのミネラル成分は貧血予防に、
魚に含まれるDHAやEPAなどのn-3系多価不飽和脂肪酸には、
認知症の予防効果も。なにをどれだけ食べたら
1日70ｇ以上のたんぱく質を摂取できるのかをナビゲートします。

たんぱく質70g／日以上を摂取するには

主食2ポイント、乳製品1ポイント
主菜からは9ポイント以上が理想的

高齢者の筋肉の量と機能を保つには、体重1kgあたり1.0〜1.2gのたんぱく質摂取が必要ですが、フレイル予防には、動物性・植物性を問わず、1日に70g以上のたんぱく質摂取が効果的です。

でも、なにをどれだけ食べたら、たんぱく質を70g摂取できるのか、見当もつかない人が多数派ではないでしょうか。そこで、62〜63ページの表の中から、9ポイントをセレクトするだけで、1日70g以上のたんぱく質をとるノウハウを、東京都健康長寿医療センター栄養科が大公開。約束事は、毎食の主食（1日合計2ポイント）と、1日にコップ1杯の牛乳（1ポイント）を飲むかヨーグルトを200g（1ポイント）食べるだけ。朝食・昼食・夕食での決め方を、イラストで解説します。64ページから紹介するレシピのたんぱく質ポイントも参考にしてください。

朝食

肉、魚、乳製品、豆・豆製品、卵など、さまざまなたんぱく質を組み合わせると◎。

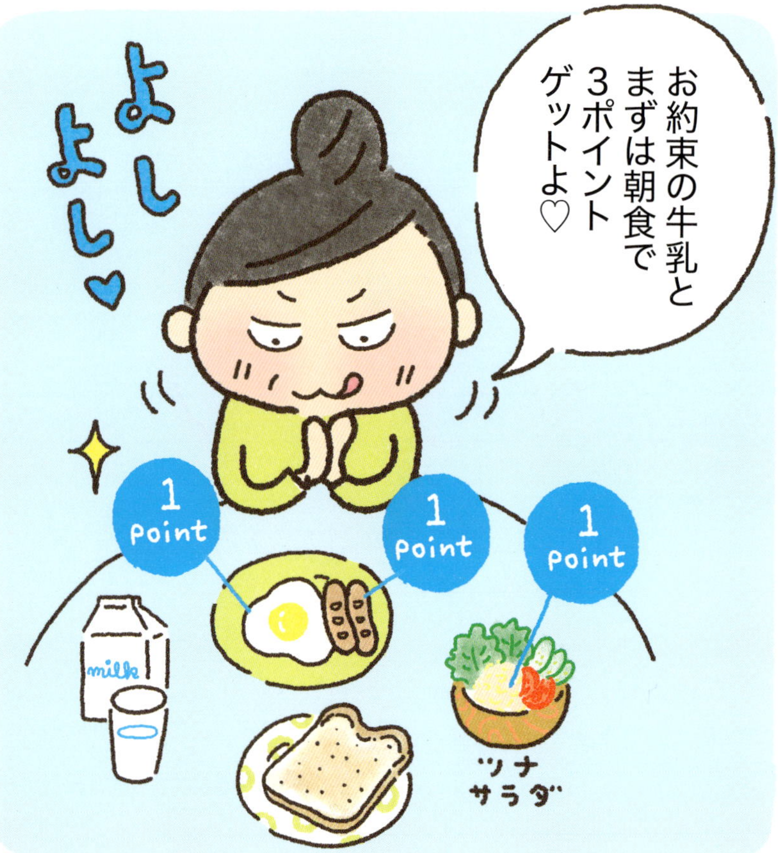
お約束の牛乳と
まずは朝食で
3ポイント
ゲットよ♡
よしよし♡
1 point
1 point
1 point
milk
ツナサラダ

昼食

炭水化物中心よりも、たんぱく質中心のメニューを選べば、外食もたんぱく質摂取の大チャンス！

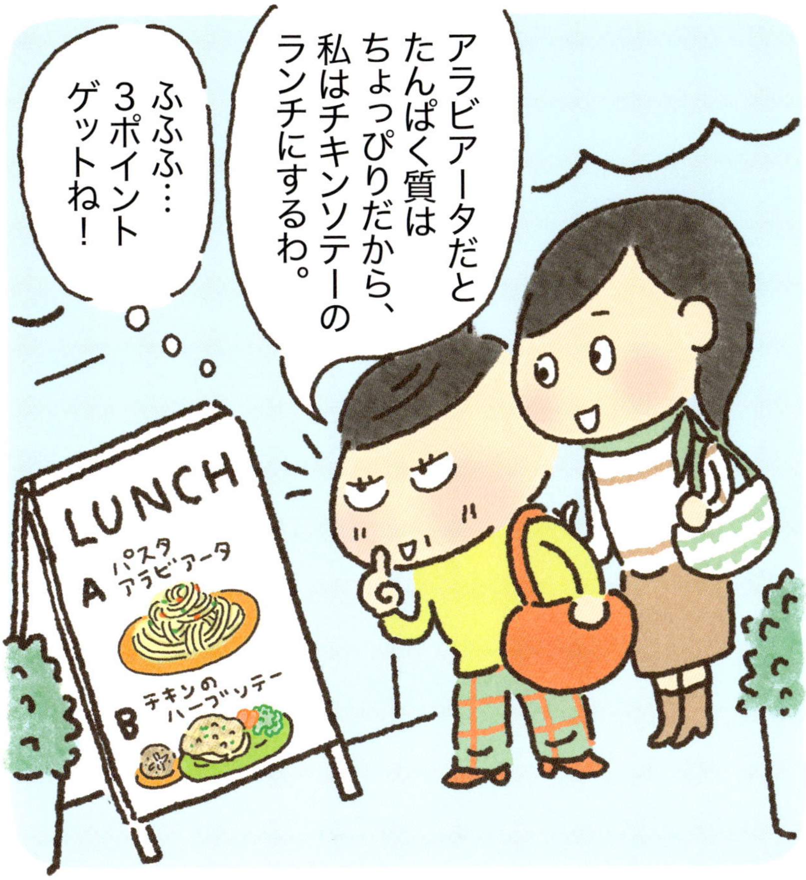
アラビアータだとたんぱく質はちょっぴりだから、私はチキンソテーのランチにするわ。
ふふふ…3ポイントゲットね！
LUNCH
A パスタアラビアータ
B チキンのハーブソテー

夕食

肉と魚の割合は1：1が理想的。さらに、さまざまな種類や部位を食べるようにするとよいとされています。

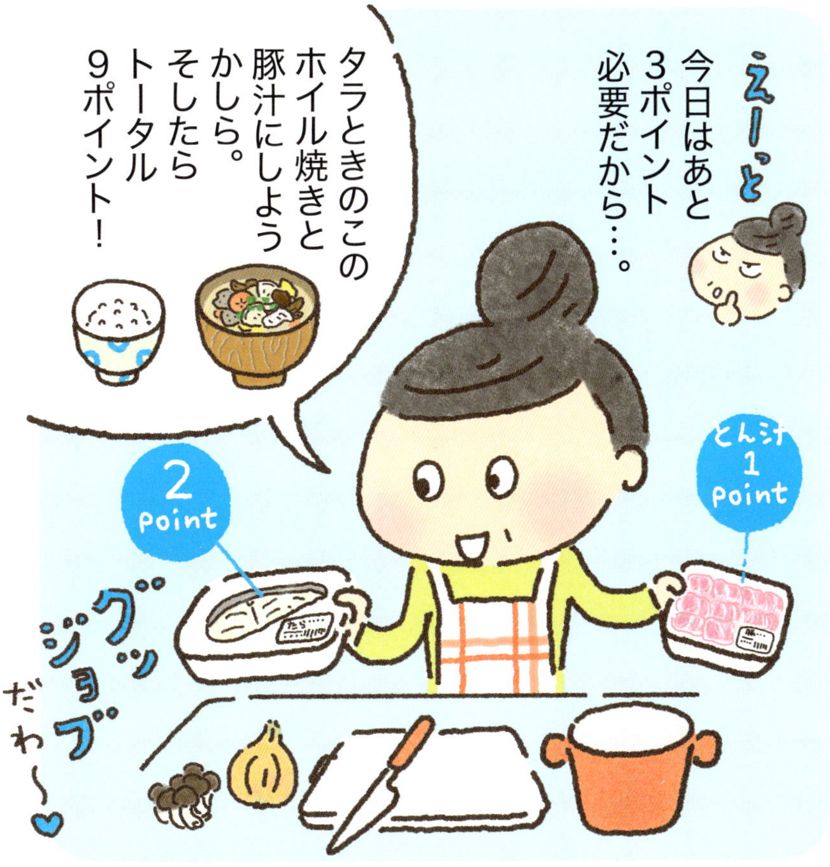
えーっと
今日はあと3ポイント必要だから…。
タラときのこのホイル焼きと豚汁にしようかしら。そしたらトータル9ポイント！
2 point
とん汁 1 point
たら
グッジョブ
だわ〜♥

1日12ポイントを食べて、健康寿命を延ばそう！

たんぱく質ポイント早見表で主菜・副菜の食品をセレクト

フレイルを予防するためには、良質なたんぱく質を、効率よく摂取することがたいせつです。たんぱく質は、肉、魚、豆・豆製品、乳製品に多く含まれ、おもに主菜や副菜となります。

左のポイントグループの表は、「1ポイント＝約6gのたんぱく質」を含む、食品の目安量を示しています。主菜・副菜で使用する食品のポイントが、合計9ポイントになれば、主食と乳製品からの3ポイントと合わせて12ポイントとなり、たんぱく質を1日あたり約70g摂取できることになります。

これなら栄養価計算不要でカンタンに算出できます。各グループの食品をじょうずに組み合わせ、さまざまな食品からの摂取を心がけてください。

また、64〜96ページのレシピでは、野菜や調味料など、材料すべてに含まれるたんぱく質量を合計し、ポイントとして示しています。

1日70gのたんぱく質は、

主菜・副菜　9ポイント

乳製品　1ポイント

主食　2ポイント

で、とりましょう。

1ポイントグループ

- □ 卵…1個
- □ 納豆…1パック
- □ もめん豆腐…1/2丁(90g)
- □ 厚揚げ…1/3枚(60g)
- □ 豚バラ薄切り肉(脂身つき)…2枚半(50g)
- □ ハム…2枚(40g)
- □ ウインナー…2本(45g)
- □ かまぼこ…4切れ(50g)
- □ さつま揚げ…小2枚(50g)
- □ プロセスチーズ…1枚(26g)
- □ ツナ(缶詰め)…1/2缶(35g)
- □ スキムミルク…大さじ3(18g)

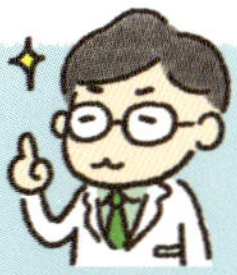

腎機能障害の予兆があれば たんぱく質制限を医師に相談

腎機能の評価には、ｅＧＦＲ（推算糸球体濾過値）という指標が、一つの目安となりますが、この値は、加齢とともに低下し、糖尿病を合併することで加速して低下します。アルブミン尿が出ている場合は、腎機能の低下の傾きが大きいので注意が必要です。ｅＧＦＲが30未満の人は、リンの値が上昇します。サルコペニアに注意しながらたんぱく質制限をしたほうがよいと思います。ただし、ｅＧＦＲが30以上でも、筋肉量が少ない場合には、腎機能が低下しているケースもありますので、かかりつけ医にご相談ください。

3ポイントグループ

- ☐ 魚…1切れ（70g）　カツオ、マグロ
- ☐ 魚…1切れ（80g）　サケ、ブリ

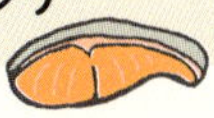

- ☐ 鶏胸肉（皮なし）…80g
- ☐ 豚ロース肉（脂身つき）…90g
- ☐ 牛サーロイン肉（脂身つき）…110g
- ☐ 牛ヒレ肉…90g

毎日のお約束

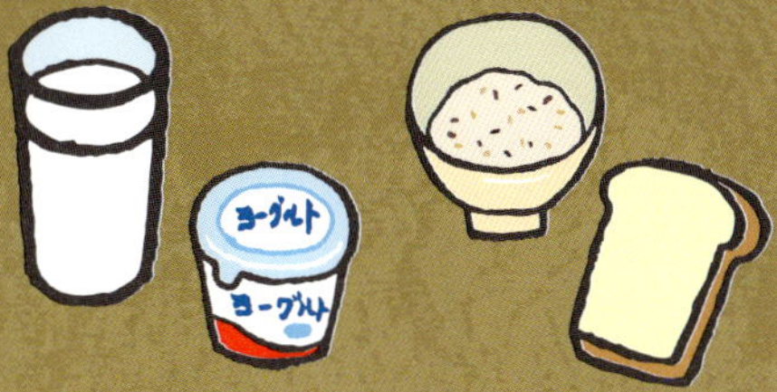

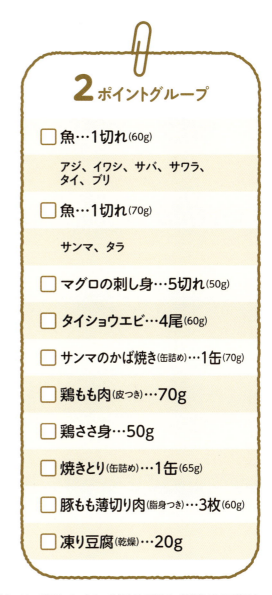

1ポイント

牛乳コップ1杯（200㎖）、またはヨーグルト200gを1日のどこかでとりましょう。

2ポイント

毎食、ごはん・パン・めんは必ず食べましょう。

2ポイントグループ

- ☐ 魚…1切れ（60g）
  アジ、イワシ、サバ、サワラ、タイ、ブリ
- ☐ 魚…1切れ（70g）
  サンマ、タラ
- ☐ マグロの刺し身…5切れ（50g）
- ☐ タイショウエビ…4尾（60g）
- ☐ サンマのかば焼き（缶詰め）…1缶（70g）
- ☐ 鶏もも肉（皮つき）…70g
- ☐ 鶏ささ身…50g
- ☐ 焼きとり（缶詰め）…1缶（65g）
- ☐ 豚もも薄切り肉（脂身つき）…3枚（60g）
- ☐ 凍り豆腐（乾燥）…20g

※『日本食品標準成分表2015年版（七訂）』を参照し、たんぱく質6g＝1ポイントにて算出しています。生鮮食品の重量は、整数第1位を四捨五入しています。加工食品等は、メーカーにより、同一摂取量でも、たんぱく質含有量が異なる場合があります。商品の栄養成分表示を参考にしてください。魚は可食部の重量です。

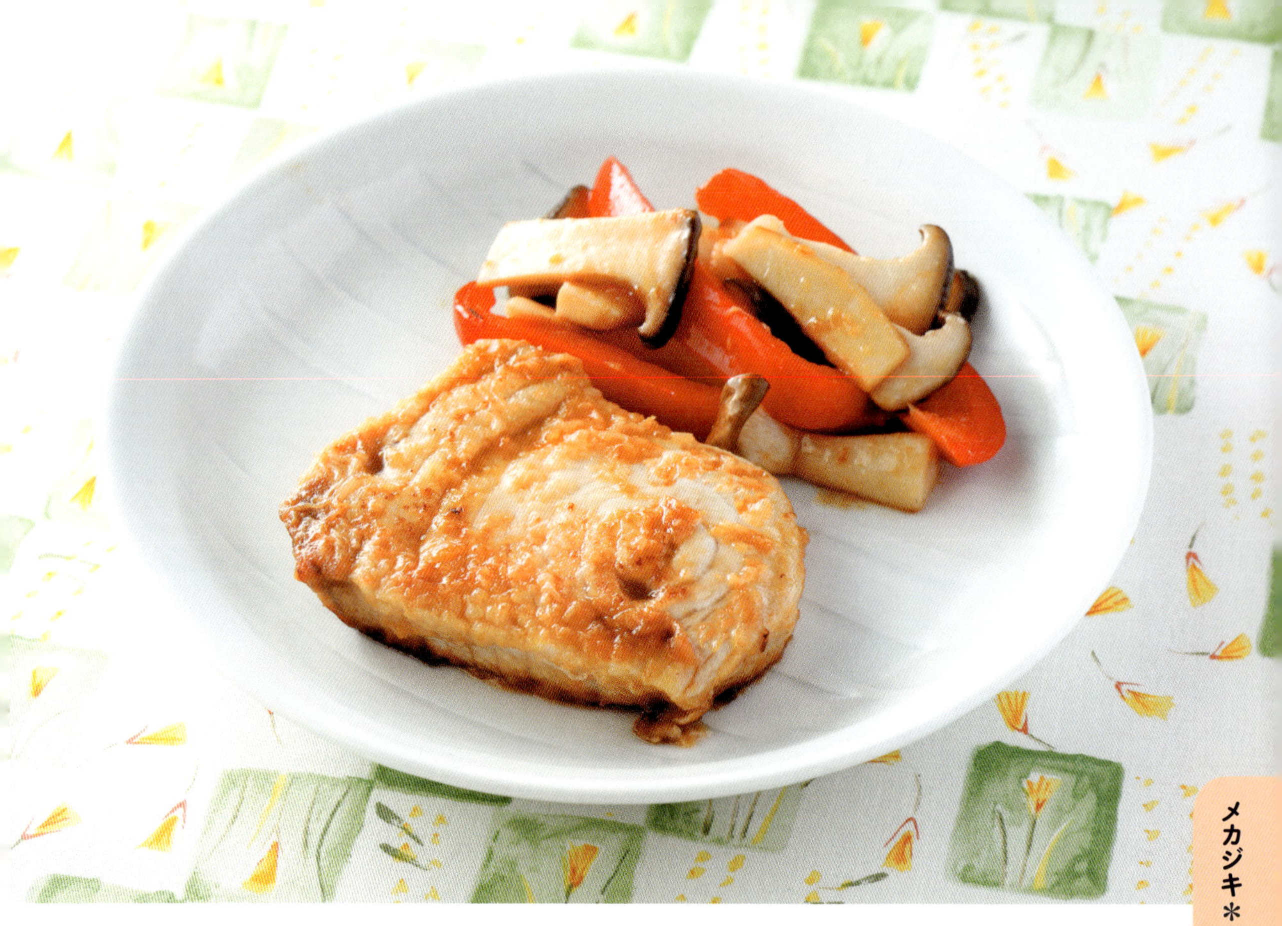

メカジキ＊2・9ポイント

メカジキのしょうが焼き

材料（2人分）

メカジキ	80g×2切れ（160g）
小麦粉	小さじ2（6g）
A みりん	小さじ2（12g）
しょうゆ	小さじ2（12g）
酒	小さじ2（10g）
おろししょうが（市販品）	小さじ1と1/2強（8g）
サラダ油	大さじ1（12g）
エリンギ	1/2パック（50g）
パプリカ	1/2個（80g）
塩	少量（0.6g）
白こしょう	少量

作り方

1 エリンギは食べやすい大きさに、パプリカはくし形に切る。

2 メカジキに小麦粉をまぶす。

3 フライパンにサラダ油を熱し、2のメカジキを中火で両面焼き、焦げ色がつき始めたら1を加え、色よく焼く。

4 いったん火をとめ、Aを加え、再び火をつけて汁を全体にからめ、塩、こしょうで味をととのえる。

5 皿にメカジキを盛り、エリンギ、パプリカを添える。

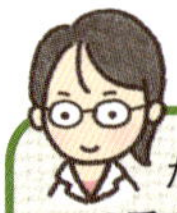

たんぱく質が豊富で、DHAというn-3系多価不飽和脂肪酸も多く含むメカジキ。動脈硬化予防にぜひとり入れたいお魚です。

1人分　E エネルギー 231kcal　P たんぱく質 17.2g　F 脂質 12.3g　C 炭水化物 10.5g　S 塩分 1.4g

2.9ポイント

タラのあったか野菜なべ

3.4 ポイント

材料（2人分）

タラ	60g × 2切れ（120g）
もめん豆腐	2個パックの1個（200g）
白菜	3枚程度（300g）
水菜	1/3束（70g）
長ねぎ	1/2本（50g）
生しいたけ	2枚（30g）
だし汁	適量（具がひたる程度）
ポン酢しょうゆ	大さじ6（108g）
●薬味	
大根	60g
一味とうがらし	少量（好みで）
小ねぎ	6g

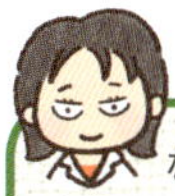

なべ料理は野菜をいっしょにとれて、体も温まります。塩分が心配なかたは、なべに味をつけず、食べるときのポン酢しょうゆだけにすると、食塩量を減らすことができます。レモンや酢、薬味を使うのも減塩に効果的です。

作り方

1. タラは食べやすい大きさに、豆腐は4等分にする。白菜と水菜は食べやすい大きさに切り、長ねぎは斜め切りにする。生しいたけは石づきをとり、切り込みを入れる。
2. 薬味の準備をする。大根をすりおろし、軽く水けを絞って盛りつけ、一味とうがらしをお好みでふる。小ねぎは小口切りにする。
3. なべに水菜以外の具を入れ、だし汁をはって煮る。
4. 具材に火が通ったら、水菜を加えてひと煮立ちさせる。
5. お好みの薬味を加えた、ポン酢しょうゆにつけて食べる。

1人分　E エネルギー 174kcal　P たんぱく質 20.2g　F 脂質 3.5g　C 炭水化物 17.3g　S 塩分 3.3g

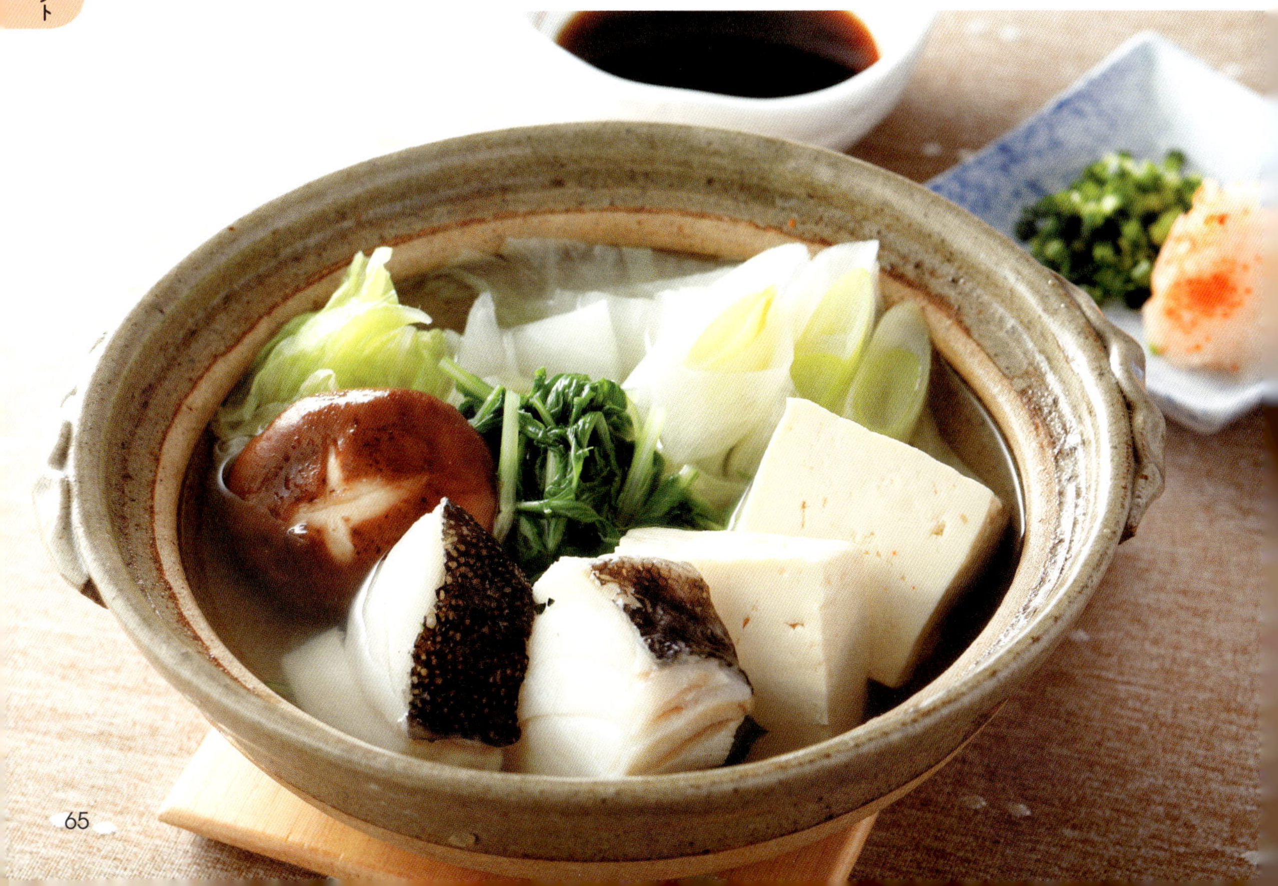

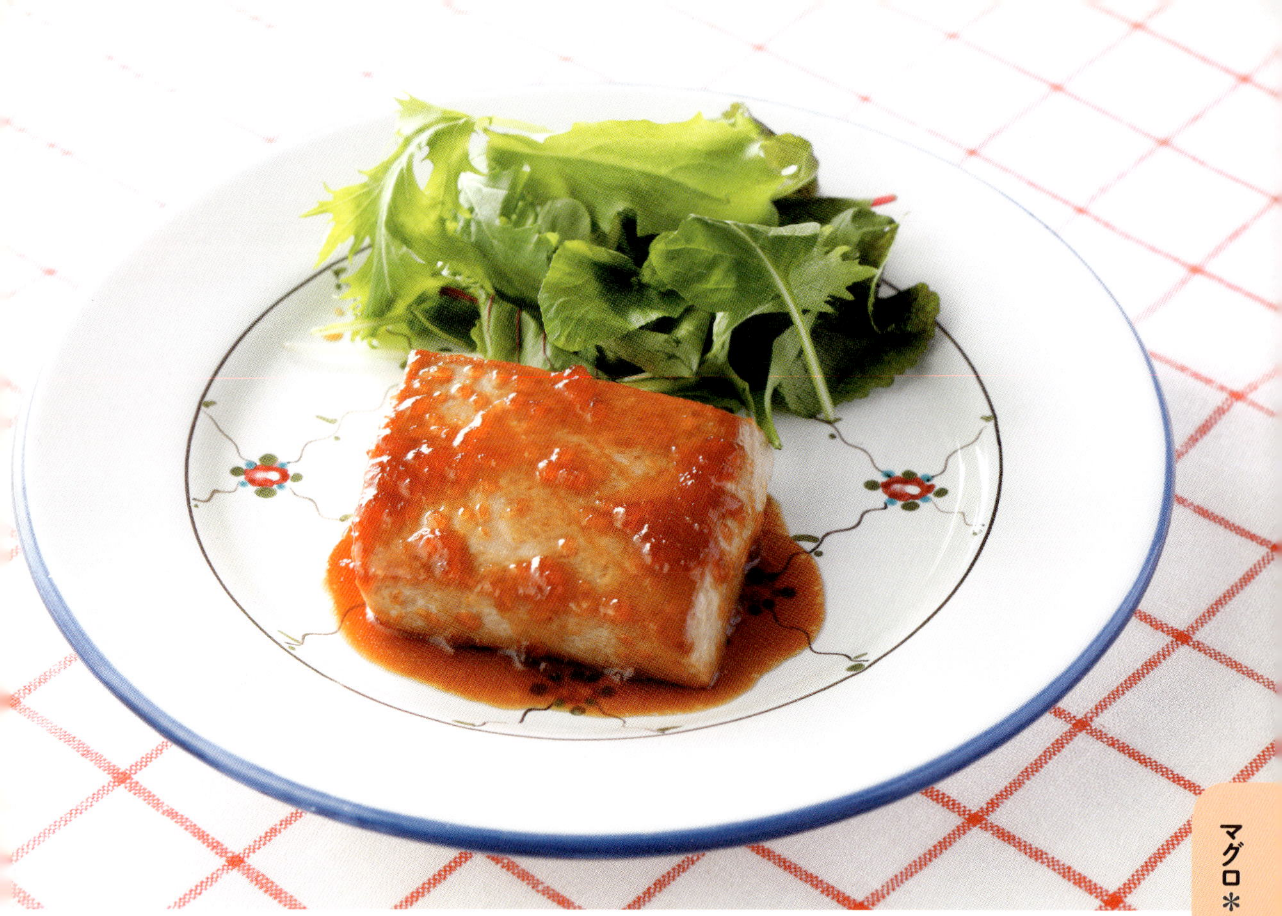

マグロのステーキ

材料（2人分）

マグロ	80g×2切れ（160g）
サラダ油	大さじ1（12g）
ステーキソース（市販品）	30g
ベビーリーフ	20g

作り方

1. サラダ油を熱したフライパンで、マグロを焼く。
2. 火が通ったらステーキソースの半量をマグロにかけて両面にからませる。
3. 2のマグロを器に盛りつける。
4. 残ったステーキソースをフライパンで煮つめる。
5. 4のソースをマグロにかけ、ベビーリーフを添える。

市販のステーキソースを利用することで、手軽にステーキが楽しめます。動物性たんぱく質のマグロは、鉄や銅も含んでいて貧血予防にもよい食品です。

1人分　E エネルギー 157kcal　P たんぱく質 18.0g　F 脂質 6.4g　C 炭水化物 5.4g　S 塩分 1.3g

3.0ポイント

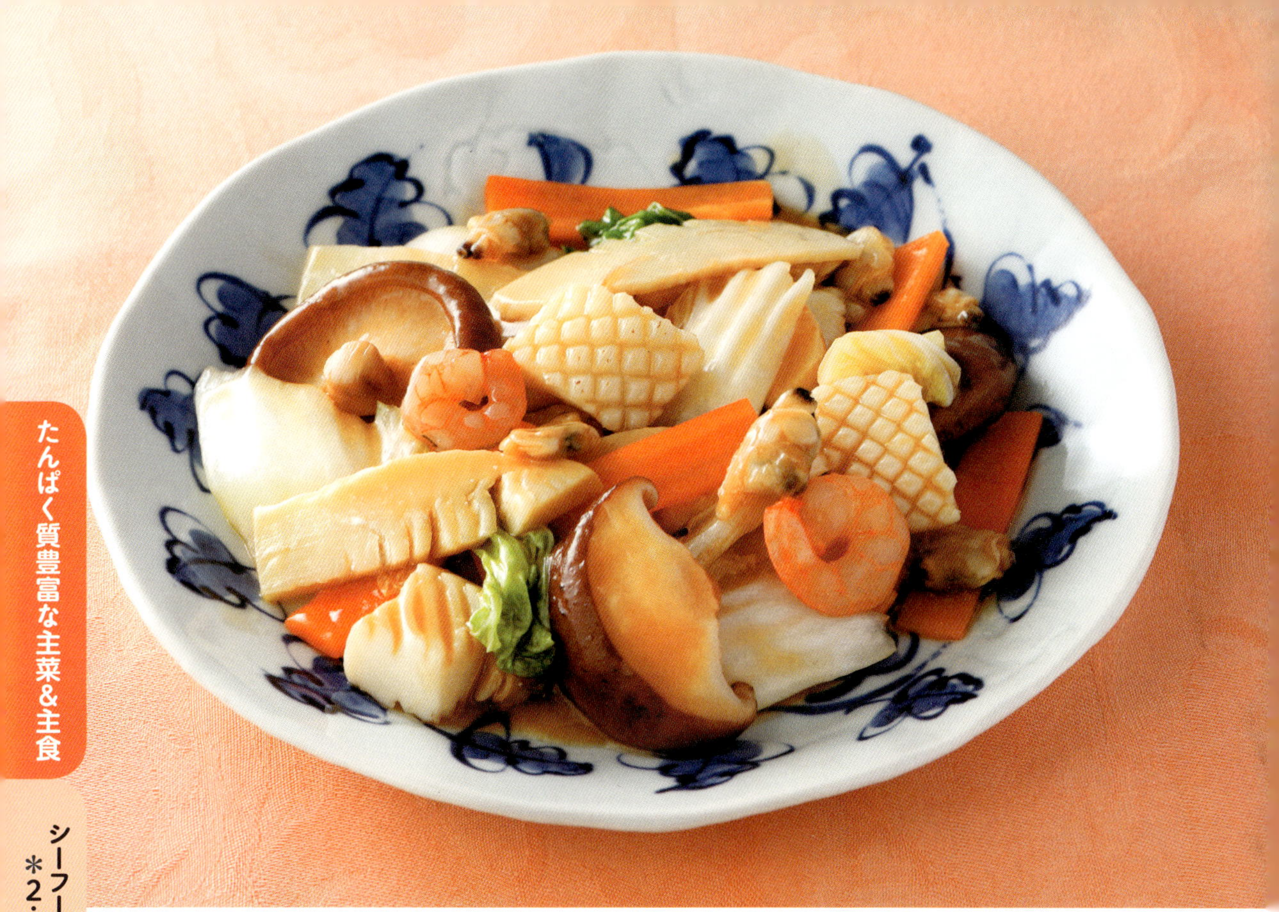

シーフードミックスの八宝菜

材料（2人分）

シーフードミックス……180g
ゆで竹の子……70g
にんじん……1/4本（50g）
生しいたけ……3枚（30g）
白菜……1/2枚（50g）
ごま油……大さじ1（12g）
おろししょうが（市販品）
……小さじ1/2強（3g）
A
- 顆粒鶏がらだし……小さじ2弱（5g）
- 水……1/2カップ（100mℓ）
- オイスターソース……小さじ1（6g）
- しょうゆ……小さじ1（6g）
- かたくり粉……大さじ1/2（4.5g）

塩……少量（0.6g）
白こしょう……少量
ごま油（香りづけ）……小さじ1（4g）

作り方

1 ゆで竹の子、にんじんは薄切り、生しいたけ、白菜は一口大に切る。シーフードミックスは熱湯にくぐらせ解凍する。
2 フライパンでごま油、おろししょうがを熱し、1の野菜を軽くいため、シーフードミックスを加える。
3 シーフードミックスに火が通ったら、よく混ぜたAを加え、とろみをつける。塩、こしょうで味をととのえる。
4 火を消したら、香りづけのごま油をまわしかけ、ひと混ぜする。

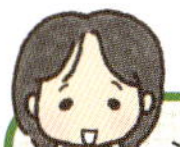

シーフードミックスは下処理の手間が省けます。この一皿で、1食の野菜摂取目標量100gがとれます。

1人分　E エネルギー 179kcal　P たんぱく質 15.6g　F 脂質 8.9g　C 炭水化物 9.3g　S 塩分 3.2g

2.6 ポイント

サワラの塩麹漬け焼き

材料（2人分）

サワラ……………80g×2切れ（160g）
塩麹《こうじ》……………………………………30g
大葉…………………………………2枚（2g）
大根…………………………………………40g

作り方

1 サワラを塩麹にしばらく漬けておく。
2 大根おろしを作る。
3 天板に **1** のサワラをのせて、170℃のオーブンで10分程度焼く。
4 皿にサワラを盛りつけ、大葉と軽く絞った大根おろしを添える。

塩麹は、素材をやわらかくする働きがあり、風味も増します。肉料理にも応用できます。漬け込む時間や使用方法については、使用する塩麹の取り扱いを確認してください。

1人分 E エネルギー 180 kcal　P たんぱく質 18.4 g　F 脂質 8.0 g　C 炭水化物 1.7 g　S 塩分 1.2 g

3.1 ポイント

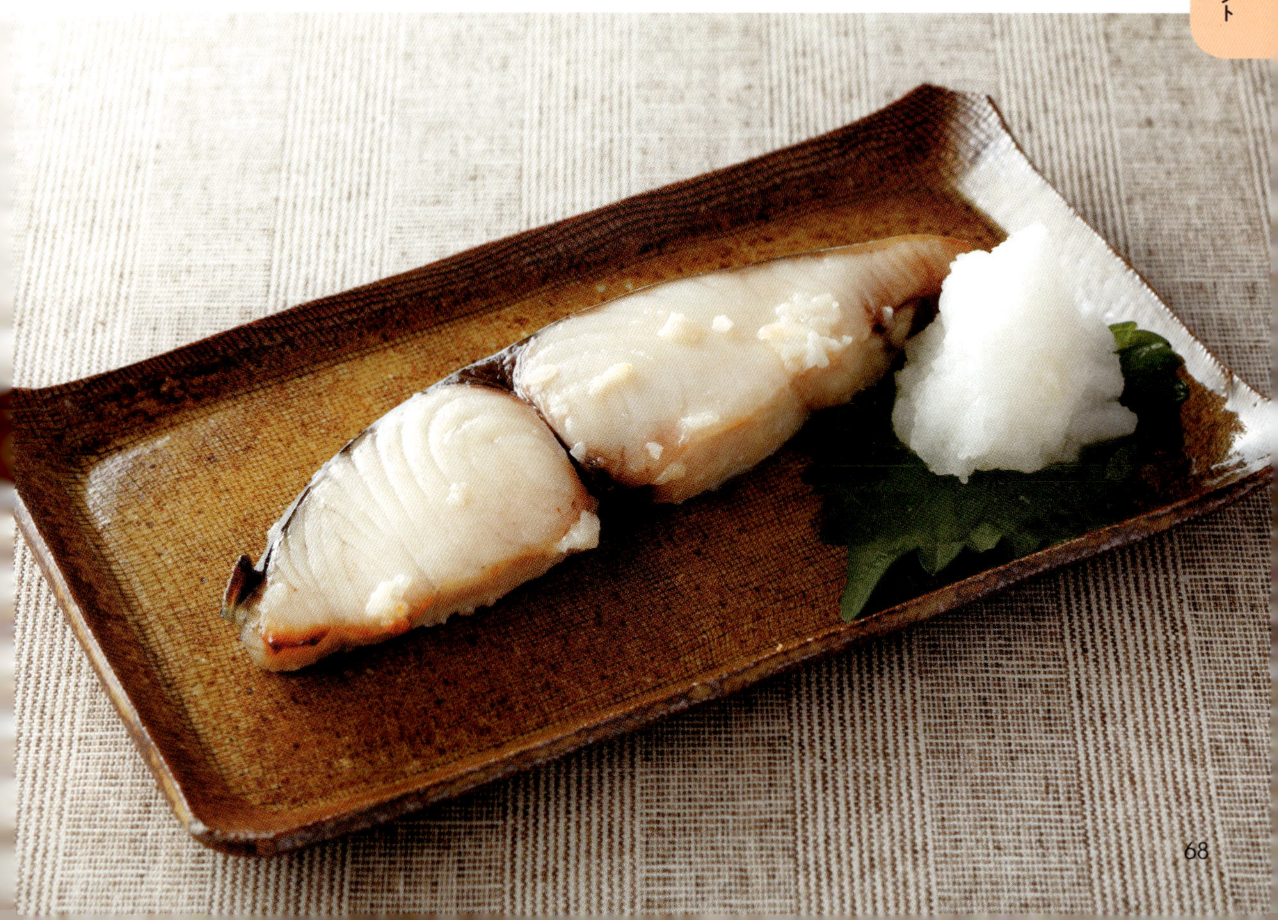

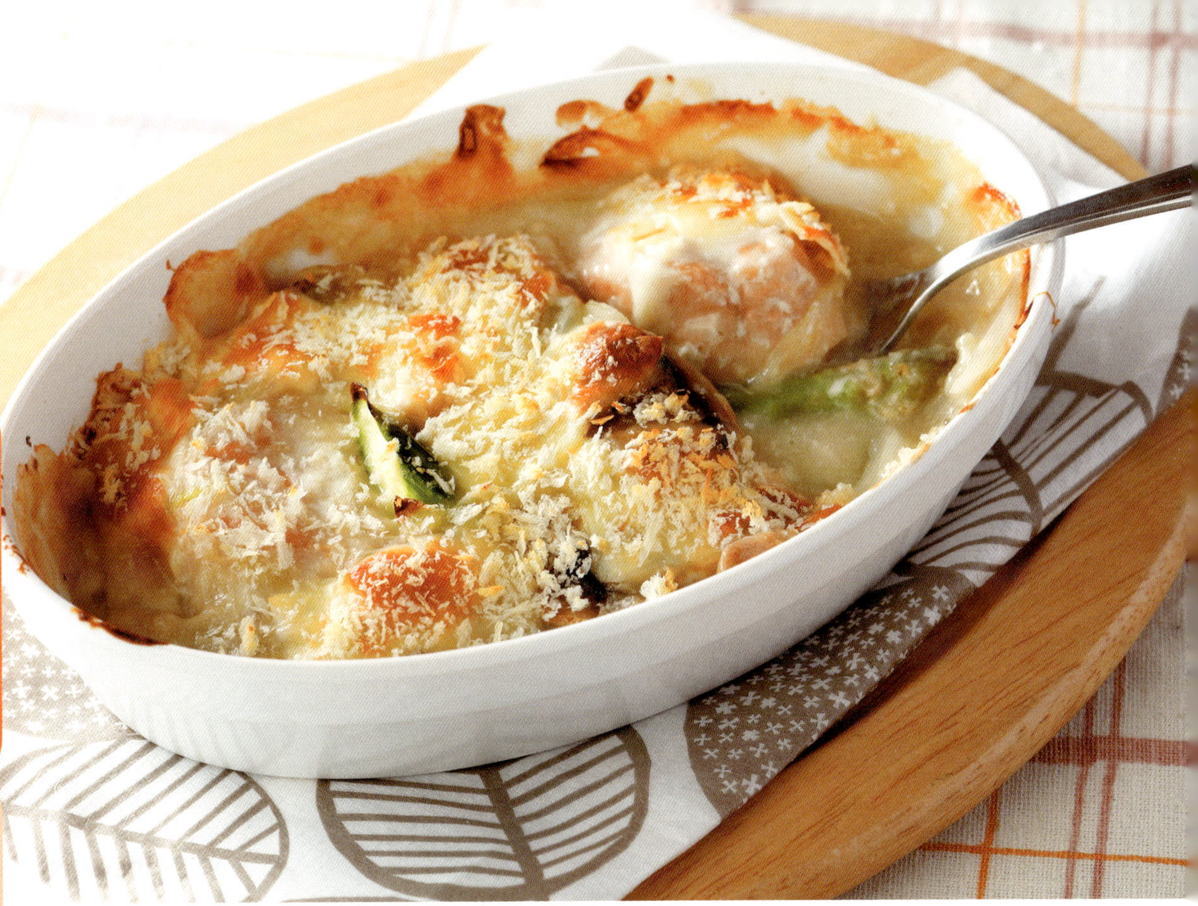

サケのグラタン

材料（2人分）

サケ	80g×2切れ（160g）
玉ねぎ	1個（200g）
マッシュルーム	4個（60g）
アスパラガス	4本（80g）
サラダ油	小さじ1（4g）
ホワイトソース（市販品）	1カップ（200㎖）
水	大さじ2（30g）
塩	少量（0.6g）
黒こしょう	少量
プロセスチーズ（とろけるタイプ）	2枚（40g）
パン粉	大さじ1（3g）

作り方

1. サケは一口大に切り、玉ねぎとマッシュルームは薄切り、アスパラガスは斜め切りにする。
2. フライパンにサラダ油を熱し、玉ねぎとマッシュルームをいためる。
3. 玉ねぎに火が通ったら、2にホワイトソースと水を加え、塩、こしょうで味をととのえる。
4. 耐熱皿に、サケとアスパラを並べ、3をかける。
5. プロセスチーズ、パン粉をのせ、180℃に熱したオーブンで20分ほど焼く。

生ザケを使用することで食塩を控えています。甘塩ザケを使用する場合は、塩を入れずに調理しましょう。

1人分　E エネルギー 350kcal　P たんぱく質 28.5g　F 脂質 16.9g　C 炭水化物 21.5g　S 塩分 1.9g

4.8ポイント

カレイの煮つけ

3.2
ポイント

材料（2人分）

カレイ		90g×2切れ（180g）
しょうが		1かけ（6g）
A	砂糖	小さじ2（6g）
	酒	小さじ2（10g）
	しょうゆ	大さじ1（18g）
水		3/4カップ（150mℓ）
わけぎ		60g

作り方

1 わけぎを5cm長さに切り、さっとゆでる。
2 なべに水とAを入れて火にかける。
3 沸騰したら中火にして、カレイと薄切りにしたしょうがを入れ、アルミ箔《はく》などで落としぶたをする。
4 味がしみ込むまで、15～20分程度煮込む。
5 4のなべに、ゆでたわけぎを加えてさっと煮る。
6 カレイを皿に盛りつけ、わけぎを添える。

白身魚は低エネルギーでたんぱく質をしっかりとることもできます。コレステロールが気になるかたは、子持ちカレイでないものを選びましょう。

1人分　E エネルギー 154kcal　P たんぱく質 18.9g　F 脂質 5.6g　C 炭水化物 5.2g　S 塩分 1.1g

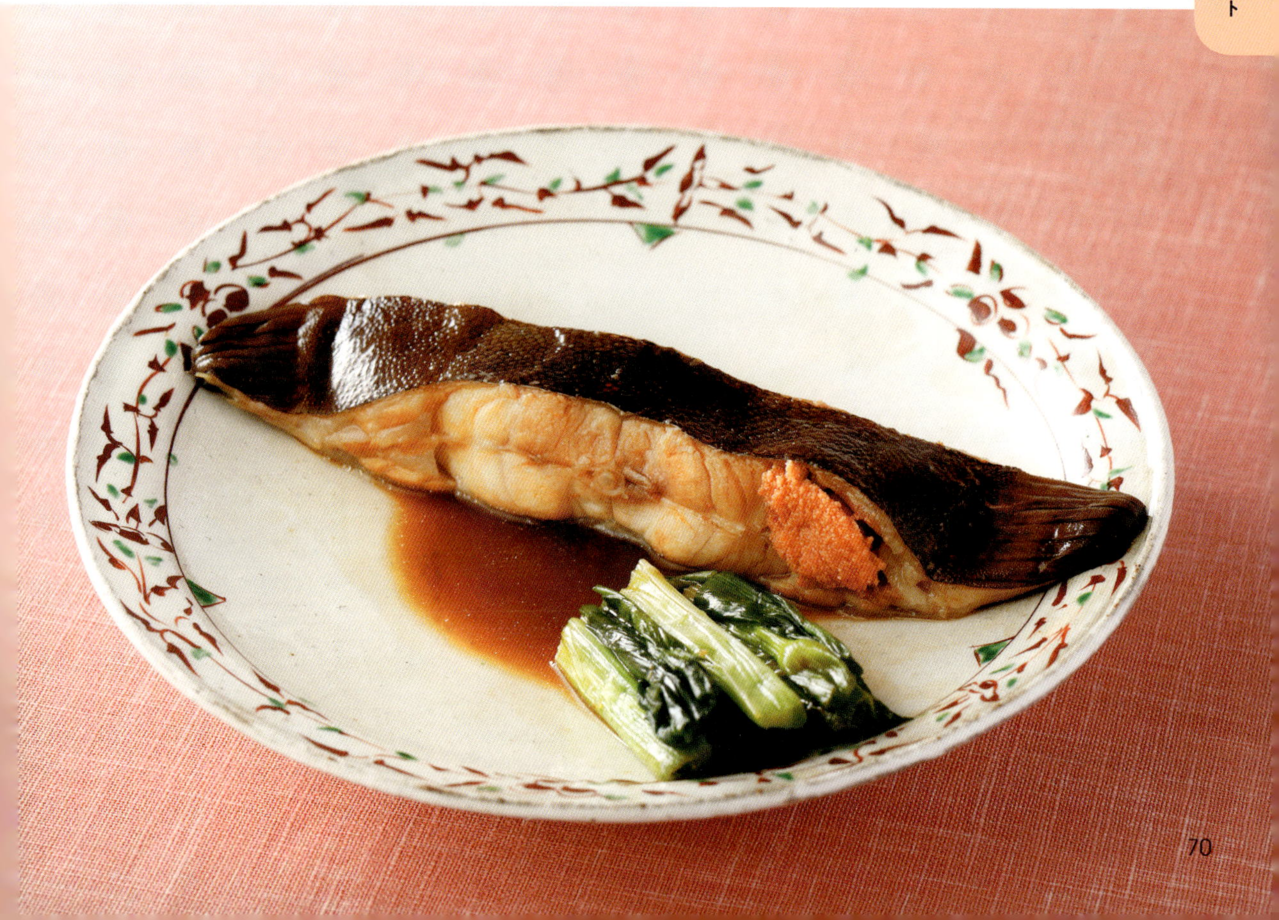

ブリのソテー きのこマスタードソース

材料（2人分）

	ブリ	80g×2切れ（160g）
	塩	少量（0.3g）
	あらびき黒こしょう	少量（0.01g）
	サラダ油	小さじ2（8g）
	ぶなしめじ	1/2パック（50g）
	まいたけ	1/2パック（50g）
	エリンギ	中1本（50g）
	バター	小さじ2（8g）
A	酒	大さじ2（30g）
	しょうゆ	大さじ1（18g）
	粒マスタード	小さじ2（10g）

作り方

1 ブリに塩、こしょうをふる。
2 Aを混ぜ合わせる。
3 しめじ、まいたけ、エリンギは石づきを除き3cm長さに切る。
4 フライパンにサラダ油を熱し、1のブリの両面をこんがり焼く。
5 フライパンにバターを入れ、きのこ類をいためる。
6 きのこに火が通ったら2をまわし入れ、ひと煮立ちさせる。
7 お皿にブリを盛りつけ、5のソースをかける。

マスタードを加えることで、ひと味違った和風ソースになります。バターとの相性も抜群です。

1人分　E エネルギー 319kcal　P たんぱく質 20.2g　F 脂質 22.5g　C 炭水化物 6.2g　S 塩分 1.8g

3.4 ポイント

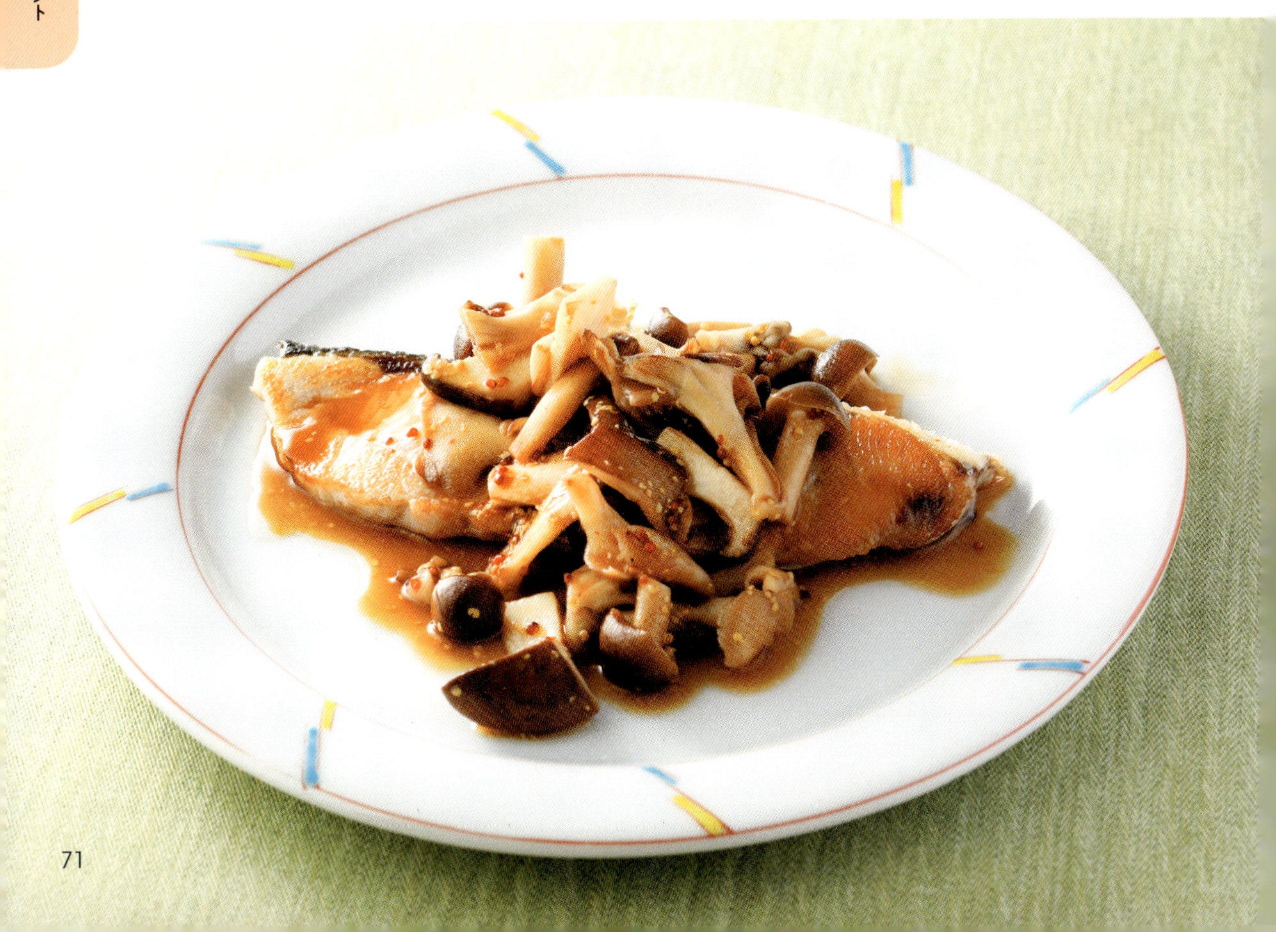

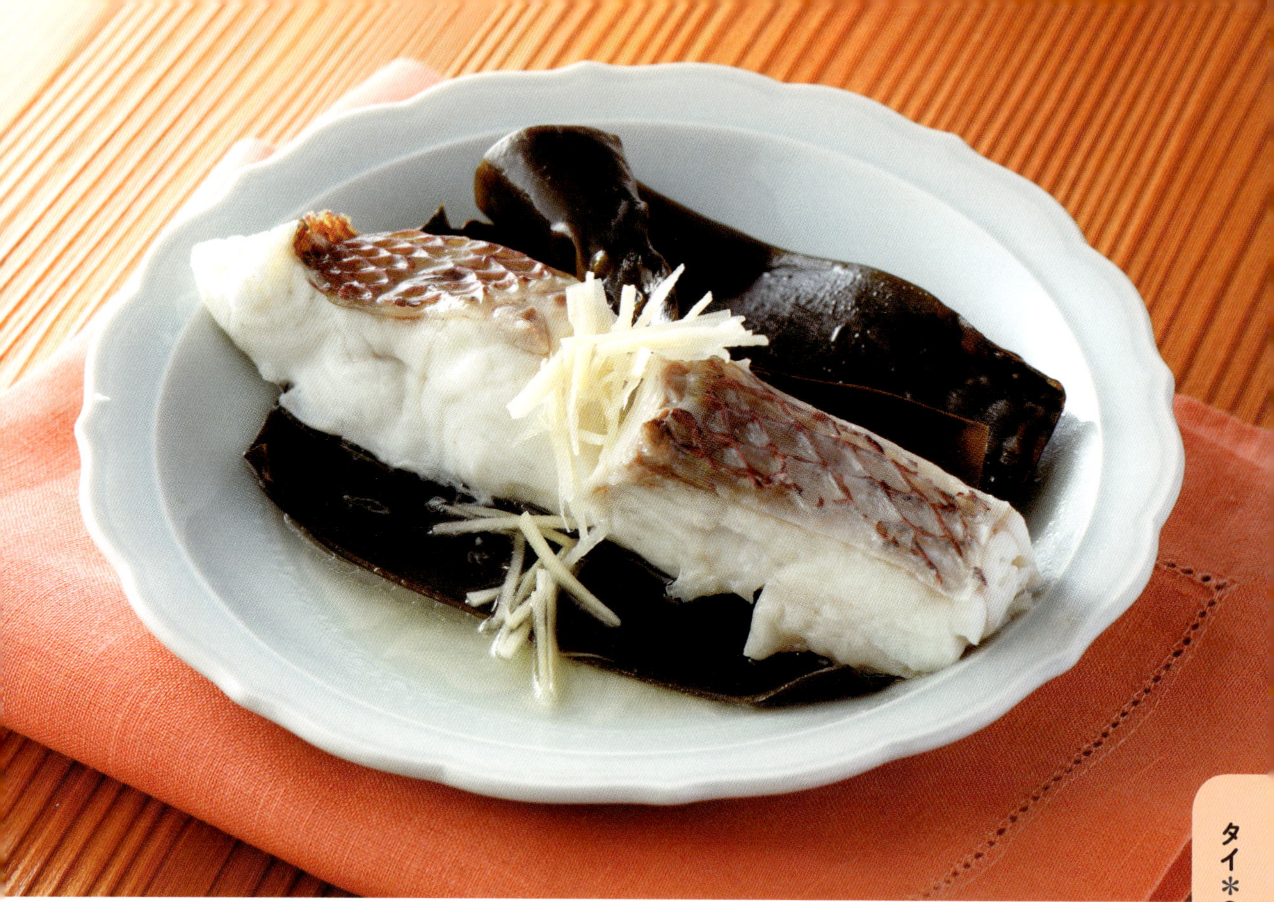

タイ＊3・1ポイント

レンジdeカンタン タイの酒蒸し

材料（2人分）

タイ……100g×2切れ（200g）
こんぶ
……タイをはさめるくらい（15g）
塩……少量（1g）
酒……大さじ2（30g）
しょうが……1かけ（5g）

作り方

1. こんぶは水でさっと洗う。
2. 耐熱皿にこんぶを敷き、タイをのせる。
3. タイに塩と酒をふりかけ、こんぶをかぶせる。
4. ラップをして電子レンジで5〜7分ほど加熱する。
5. しょうがをせん切りにし、タイの酒蒸しにのせる。

電子レンジでカンタンに調理が可能。塩を減らしても、こんぶのうま味としょうがの味でおいしく食べられます。

1人分 E エネルギー 187kcal P たんぱく質 18.5g F 脂質 9.1g C 炭水化物 5.4g S 塩分 1.1g

3.1 ポイント

エビチリトマト

材料（2人分）

	エビ	中8尾（160g）
	かたくり粉	小さじ2（6g）
	長ねぎ	10cm（20g）
	トマト	1/2 個（100g）
	ごま油	大さじ2（24g）
A	トマトケチャップ	大さじ2（36g）
	酒	大さじ2（30g）
	砂糖	大さじ1（9g）
	しょうゆ	小さじ2（12g）
	酢	小さじ1（5g）
	おろしにんにく	小さじ1（6g）
	おろししょうが	小さじ1（5g）
	顆粒中華だしのもと	小さじ1（3g）
	豆板醤《とうばんじゃん》	小さじ1（7g）
	レタス	2枚（30g）

作り方

1. エビは殻をむき、背側に切り込みを入れて背わたをとる。きれいに水洗いし、余分な水けをふき、かたくり粉をまぶしておく。
2. 長ねぎはみじん切り、トマトはくし形に切る。
3. Aの調味料を混ぜておく。
4. フライパンに、ごま油を熱し、エビをいためる。2と3を入れ、全体をしっかりいためる。最後に豆板醤を加え、とろみがつくまでいためる。
5. レタスを敷いた皿に4を盛りつける。

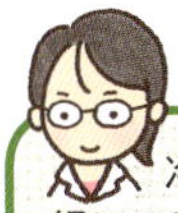

冷凍のエビをストックしておけば、手軽にエビチリができます。トマトを加えるとよりまろやかでやさしい味に仕上がります。

2.9 ポイント

1人分　E エネルギー 277kcal　P たんぱく質 17.4g　F 脂質 12.7g　C 炭水化物 19.0g　S 塩分 2.5g

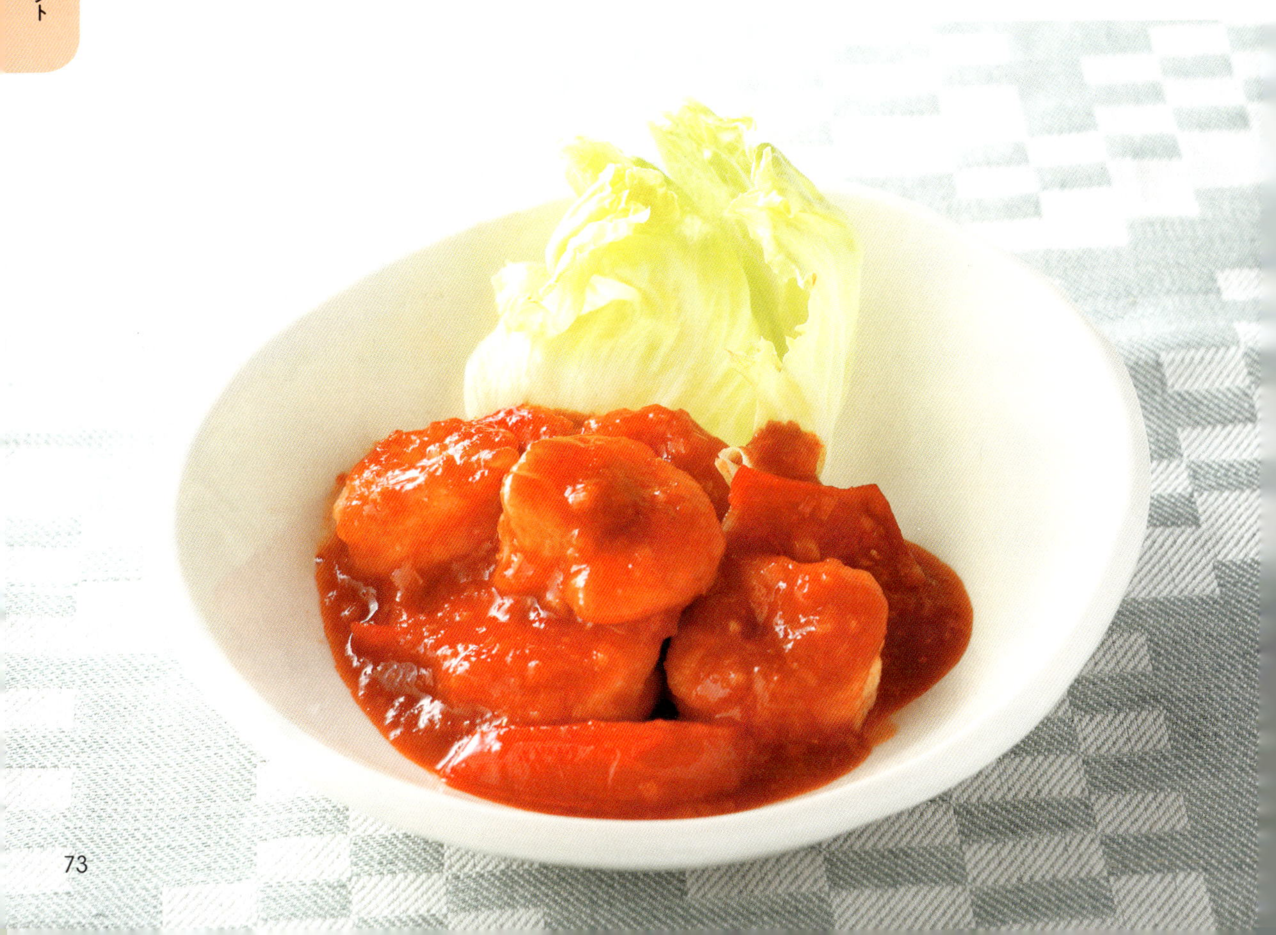

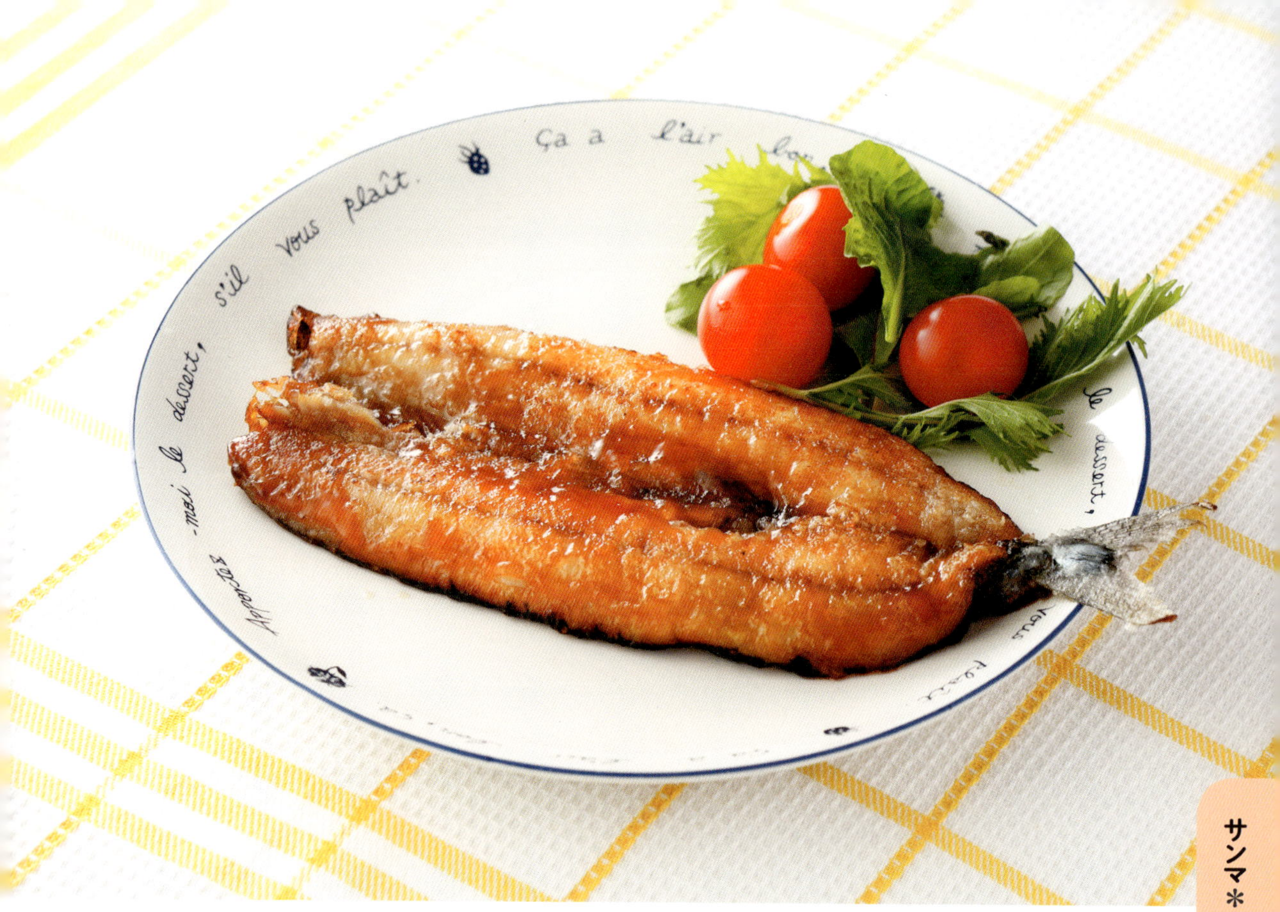

サンマのかば焼き

材料（2人分）

サンマ（開き）		80g×2切れ（160g）
かたくり粉		大さじ1（9g）
A	酒	大さじ2（30g）
	みりん	大さじ1（18g）
	しょうゆ	大さじ1（18g）
サラダ油		大さじ2（24g）
ミニトマト		6個（60g）
ベビーリーフ		6g

作り方

1. バットでAを混ぜ、サンマを5分ほど漬けておく。
2. バットからサンマをとり出し、両面にかたくり粉をまぶす。
3. フライパンにサラダ油を熱し、2のサンマを焼く。
4. サンマに火が通ったら、1の漬けだれをフライパンに入れてからめる。
5. サンマを皿に盛りつけ、ミニトマトとベビーリーフを添える。

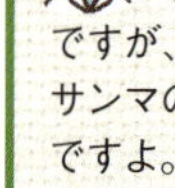

サンマといえば塩焼きがおいしいですが、かば焼きもおすすめです。特に、サンマの内臓が苦手なかたは食べやすいですよ。開きに加工された生サンマを利用すると手間も省けます。サンマは認知症予防に効果があるといわれているEPA、DHAをたくさん含んでいます。

1人分　E エネルギー 417kcal　P たんぱく質 15.2g　F 脂質 30.9g　C 炭水化物 11.7g　S 塩分 1.5g

2.5ポイント

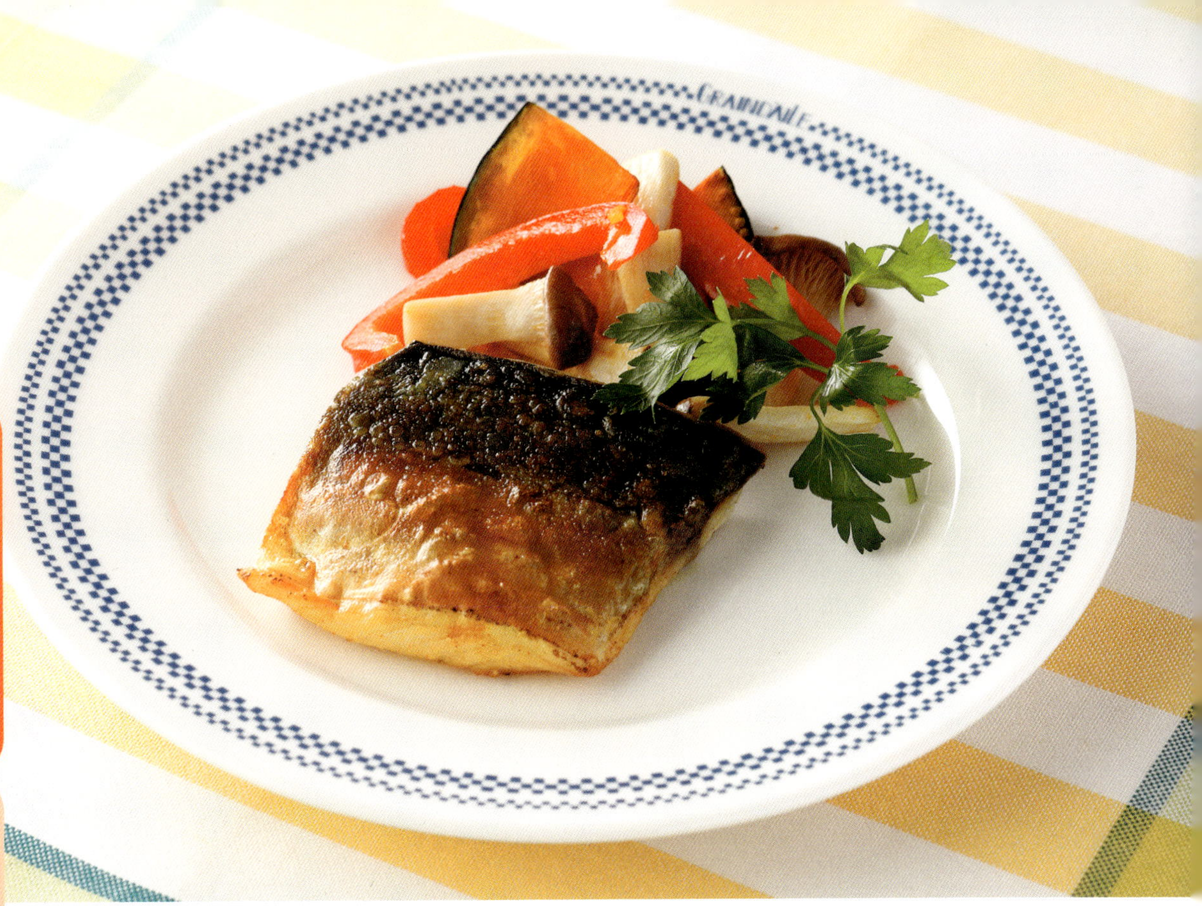

サバのカレームニエル

材料（2人分）

サバ……60g×2切れ（120g）
小麦粉……小さじ2（6g）
カレー粉……少量（0.4g）
塩……少量（0.8g）
白こしょう……少量
オリーブ油……小さじ1（4g）

●つけ合わせ

エリンギ……1/2パック（50g）
かぼちゃ……40g
パプリカ……1/2個（80g）
塩……少量（0.5g）
白こしょう……少量
オリーブ油……小さじ1（4g）
イタリアンセロリ……適量（0.6g）

作り方

1 エリンギは食べやすい大きさに、かぼちゃとパプリカはくし形に切る。
2 サバは塩、こしょう、小麦粉をまぶし、最後にカレー粉をふる。
3 フライパンにオリーブ油を熱し、2のサバを中火で両面焼く。
4 1をオリーブ油で色よく焼き、塩、こしょうで味をととのえる。
5 皿にサバを盛り、4とイタリアンセロリを彩りよく添える。

脂ののったサバは、うす味でもおいしくいただけますが、カレー粉をじょうずに使えば、カレーの風味でさらに減塩できます。

1人分 E エネルギー 232kcal　P たんぱく質 14.1g　F 脂質 14.4g　C 炭水化物 11.1g　S 塩分 0.8g

2.4ポイント

イワシの梅干し煮

3.1 ポイント

材料（2人分）

- イワシ
  ……150g（廃棄部分60％含む）×2尾
- 梅干し……1個（10g）
- しょうが……1かけ（5g）
- カットわかめ
  ……2g（乾燥）→もどして20g
- A
  - しょうゆ……大さじ1（18g）
  - みりん……大さじ1（18g）
  - 砂糖……小さじ1（3g）
  - 酒……大さじ3（45g）
- 水……1/2カップ（100mℓ）

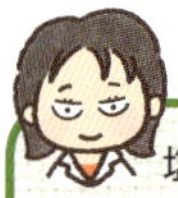

塩分が気になるかたは、梅干しは食べずに残し、風味を楽しみましょう。

作り方

1 イワシは頭とはらわたを除き、よく洗って水けをふきとり、3等分ずつに切る。

2 しょうがの半分はせん切りに、半分は薄切りにする。

3 カットわかめは湯でもどしておく。

4 なべにAと、薄く切ったしょうがを入れ、水を加えて煮立たせる。煮立ったところにイワシが重ならないように並べて入れる。

5 梅干しは種をとり、4にちぎって入れ、落としぶたをし、そのまま15分ほど煮る。

6 イワシをとり出し、水きりしたわかめをさっと煮たら、梅干しとわかめをイワシの右手前に盛る。

7 せん切りしたしょうがを上に盛る。

1人分　E エネルギー 143kcal　P たんぱく質 12.3g　F 脂質 5.6g　C 炭水化物 6.0g　S 塩分 2.3g

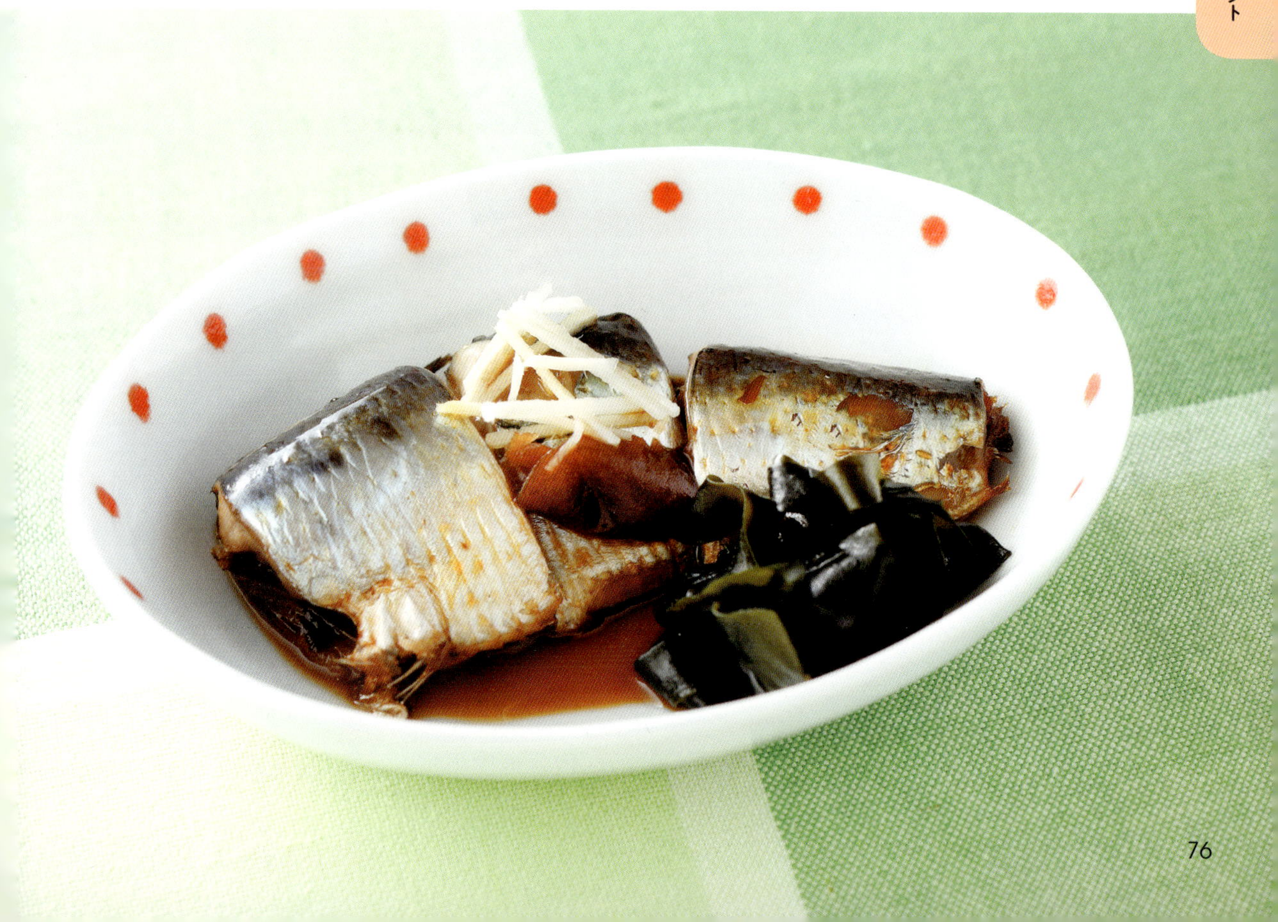

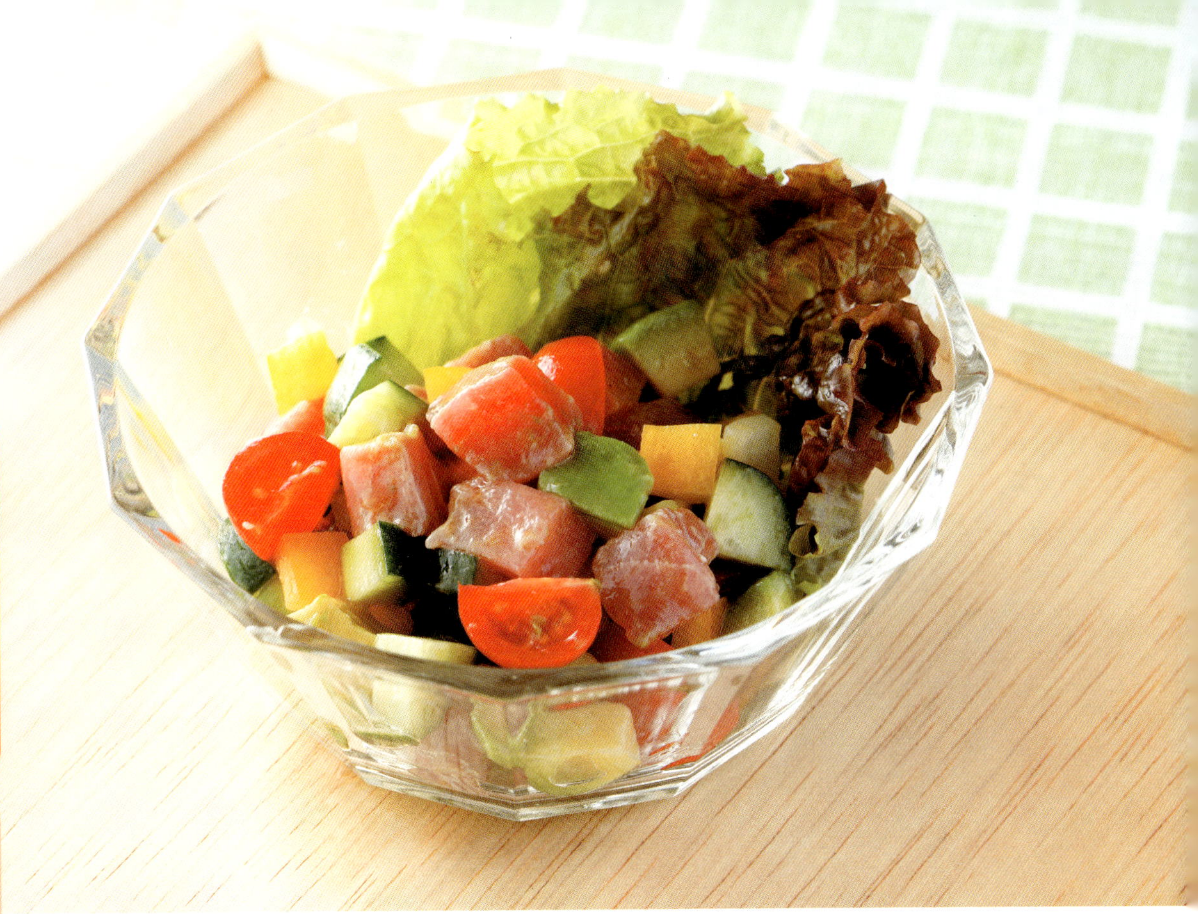

マグロのセビーチェ

材料（2人分）

- A
  - マグロ（さく）……120g
  - アボカド……1/2個（80g）
  - 玉ねぎ……1/8個（25g）
  - きゅうり……1本（100g）
  - 黄パプリカ……1/4個（35g）
- ミニトマト……6個（60g）
- B
  - オリーブ油……大さじ1（12g）
  - 塩……少量（1g）
  - しょうゆ……小さじ1（6g）
  - あらびき黒こしょう……少量
  - ライム果汁またはレモン果汁……1/2個分（18g）
- サニーレタス……1枚（20g）

作り方

1 サニーレタスを洗って器に盛る。
2 Aを各々1cm角に切り、ミニトマトは4等分にする。
3 ボールで2とBをざっくり混ぜ合わせる。
4 1に3を盛る。

アボカドには抗酸化作用のあるビタミンEが豊富です。マグロをタコやタイなどの白身魚にかえてもおいしいです。セビーチェは、生の魚介をフレッシュな野菜やくだものといっしょにマリネした南米の郷土料理です。柑橘《かんきつ》の酸味がさわやかな一品。

1人分 E 226kcal　P たんぱく質 16.2g　F 脂質 14.4g　C 炭水化物 9.9g　S 塩分 1.0g

2.7 ポイント

カツオのたたき香味サラダ

カツオ＊2.8ポイント

2.8 ポイント

材料（2人分）

- カツオのたたき……120g（10切れ程度）
- サニーレタス……1枚（20g）
- レタス……1枚（15g）
- みょうが……1個（10g）
- 大葉……2枚（2g）
- しょうが……1かけ（5g）
- ポン酢しょうゆ……大さじ2（36g）
- オリーブ油……小さじ2（8g）
- ミニトマト……3個（30g）

作り方

1. レタスとサニーレタスは1.5cm長さに切り、器に盛る。
2. みょうが、大葉、しょうがをそれぞれせん切りにする。
3. カツオのたたきを食べやすい大きさに切る。
4. 1の上にカツオを盛り、2を散らす。
5. まわりに4等分に切ったミニトマトを飾り、ポン酢しょうゆとオリーブ油をまわしかける。

カツオにはたんぱく質の合成に必要なビタミンB_6が豊富に含まれ、フレイル予防にも効果的です。

1人分	E エネルギー	P たんぱく質	F 脂質	C 炭水化物	S 塩分
	127kcal	16.7g	4.4g	4.6g	1.1g

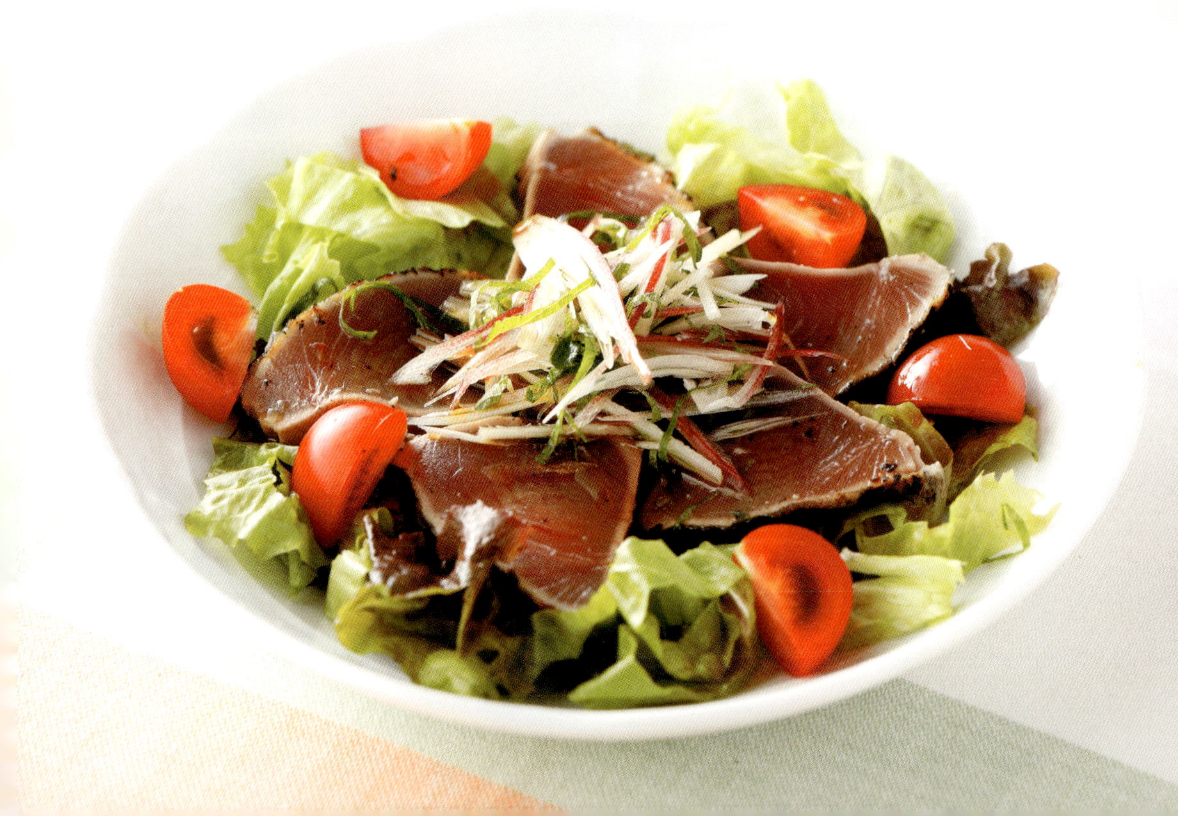

冷や汁

材料（2人分）

- アジの干物 ……130g（廃棄部分35％含む）×1尾
- きゅうり …… 1本（100g）
- 塩 …… 少量（0.03g）
- A
  - もめん豆腐 …… 1/2丁（150g）
  - すり白ごま …… 大さじ3（18g）
  - 合わせみそ …… 大さじ2（36g）
- だし汁 …… 2カップ（400mℓ）
- おろししょうが（市販品） …… 小さじ1/2弱（2g）
- みょうが …… 1個（10g）
- 大葉 …… 2枚（2g）
- ごはん …… 130g×2人分

作り方

1. アジの干物を焼き、身をほぐす。
2. きゅうりは薄切りにし、塩をふってしんなりさせる。
3. みょうがは小口切り、大葉はせん切りにしておく。
4. すり鉢に1とAを入れ、豆腐がなめらかになるまでする。
5. 4にだし汁としょうが、水けを絞ったきゅうりを加えて混ぜ、冷蔵庫で冷やす。
6. 器に冷えた5を入れ、3のみょうがと大葉を盛りつける。
7. ごはんに6をかける。

食欲のないときでもサラサラと食べられます。血糖コントロールには、食事を抜くことは禁物です。

1人分　E エネルギー 468kcal　P たんぱく質 23.7g　F 脂質 14.8g　C 炭水化物 57.7g　S 塩分 3.2g

4.0ポイント

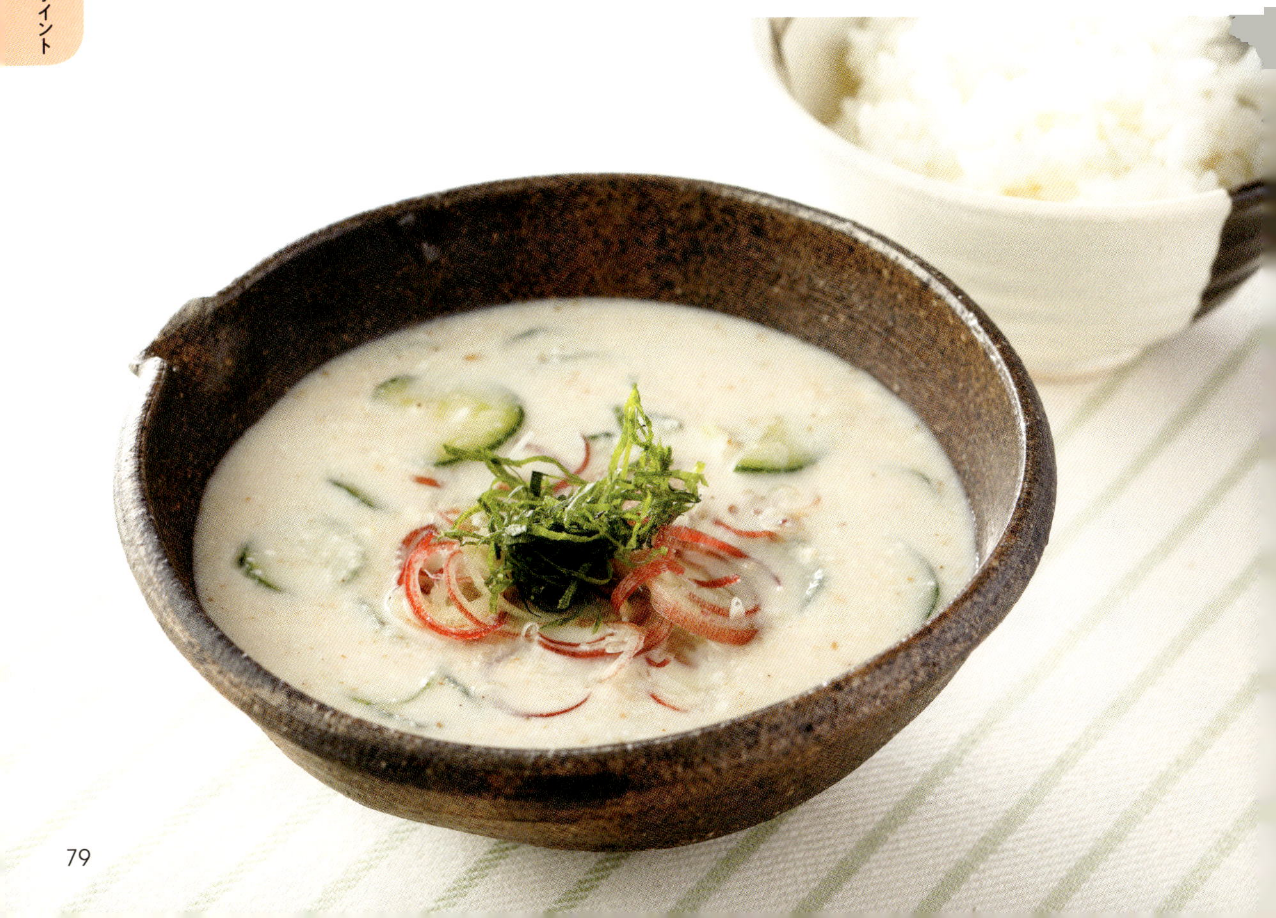

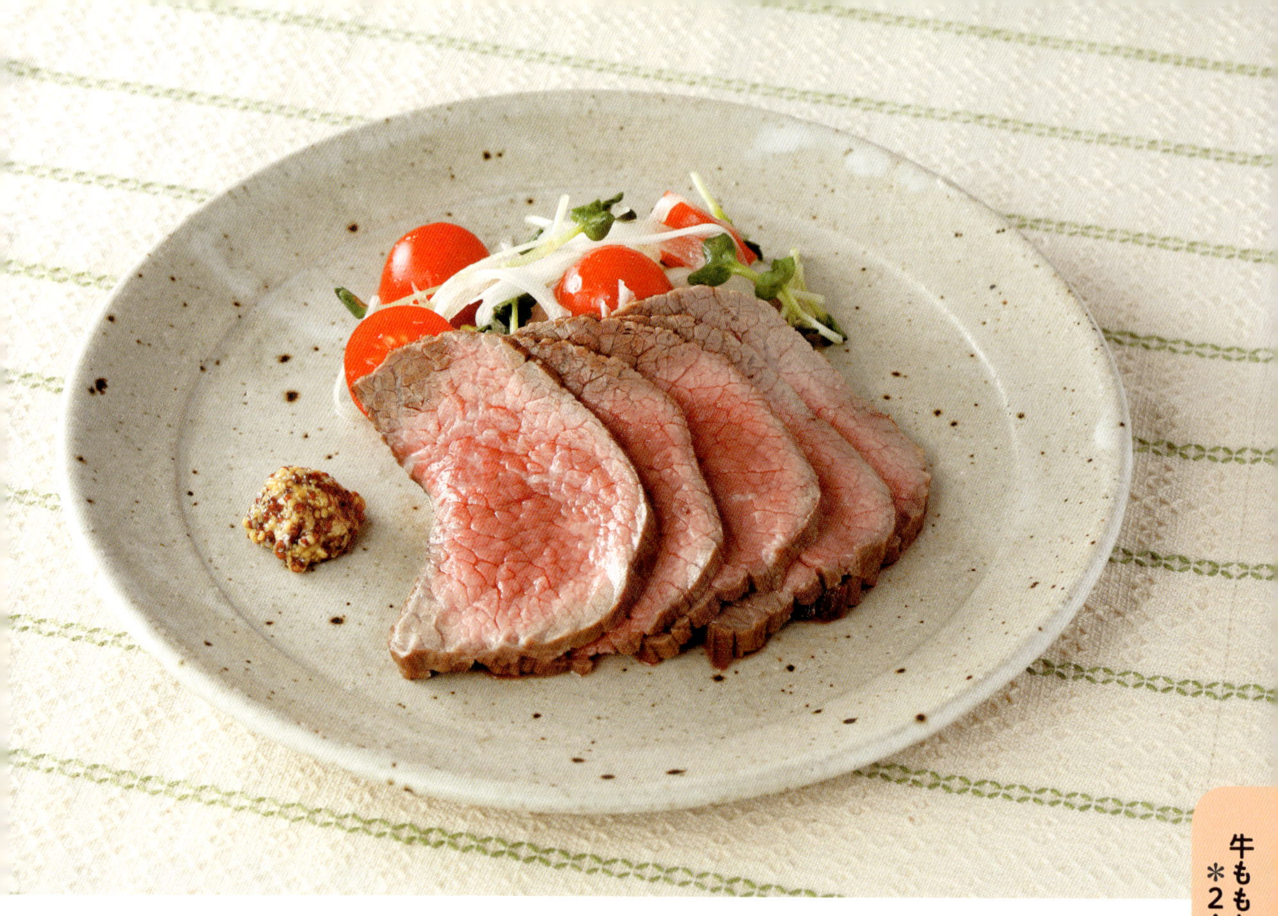

牛ももかたまり肉
＊2・8ポイント

和風レンチンローストビーフ

材料（5人分）

牛ももかたまり肉……350g
サラダ油……小さじ1/2（2g）
A しょうゆ……50mℓ
　酢……50mℓ
　酒……50mℓ
　みりん……50mℓ
　おろししょうが（市販品）……小さじ1強（6g）

●つけ合わせ（2人分）

玉ねぎ……1/2個（100g）
貝割れ菜……1パック（50g）
ミニトマト……15個（150g）
フレンチドレッシング（市販品）……大さじ2（30g）
粒マスタード……大さじ1（15g）

作り方

1 サラダ油を熱したフライパンで、かたまり肉の表面に焼き目をつける。
2 1を600Wの電子レンジで1分20秒加熱し、かたまり肉をひっくり返し、さらに1分10秒加熱する。
3 2の肉にフォークで穴をあけ、Aの調味料を温めた中に一晩漬け込む。
4 食べる前につけ合わせ野菜を準備する。玉ねぎは薄切りに、貝割れ菜は半分の長さに、ミニトマトは半分に切り、ドレッシングであえる。
5 3の肉を薄くスライスし4の野菜を盛り合わせ、粒マスタードを添える。

ローストビーフも手軽に電子レンジでできます。しっかり火を通したいかたは長めに加熱してください。

1人分 E エネルギー 270kcal　P たんぱく質 16.6g　F 脂質 14.8g　C 炭水化物 15.7g　S 塩分 1.6g

2.8ポイント

プルコギ

材料（2人分）

牛薄切り肉……140g
玉ねぎ……1個（200g）
にんじん……1/3本（40g）
A おろしにんにく（市販品）……小さじ1（6g）
　しょうゆ……大さじ2（36g）
　酒……大さじ2（30g）
　砂糖……大さじ1（9g）
　コチュジャン……大さじ1弱（18g）
　ごま油……大さじ1（12g）
豆もやし……1/3袋（85g）
にら……1/3束（35g）

作り方

1 牛肉は一口大に、にらは3cm長さに、玉ねぎとにんじんは細切りにする。
2 1とAをポリ袋に入れてよくもみ、冷蔵庫で30分ほどねかす。
3 豆もやしは600Wの電子レンジで1分加熱する。
4 フライパンで2をいため、肉に火が通ってきたら豆もやしを入れていためる。
5 最後ににらを入れ、さっといためる。

2の段階で冷凍保存もできますので、いざというときのおかずにも活用できます。

1人分　E エネルギー 361 kcal　P たんぱく質 17.9g　F 脂質 19.7g　C 炭水化物 23.6g　S 塩分 3.5g

3.0 ポイント

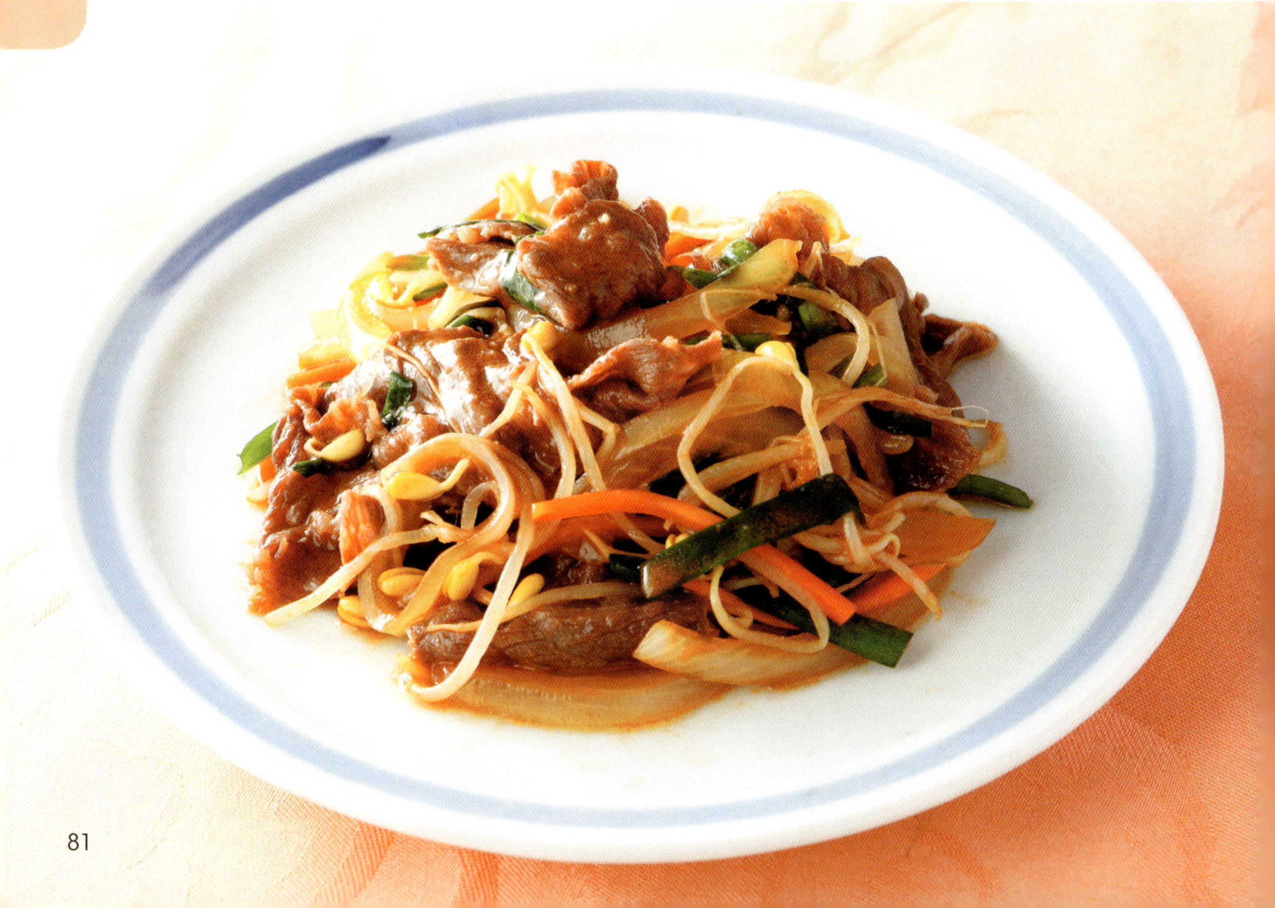

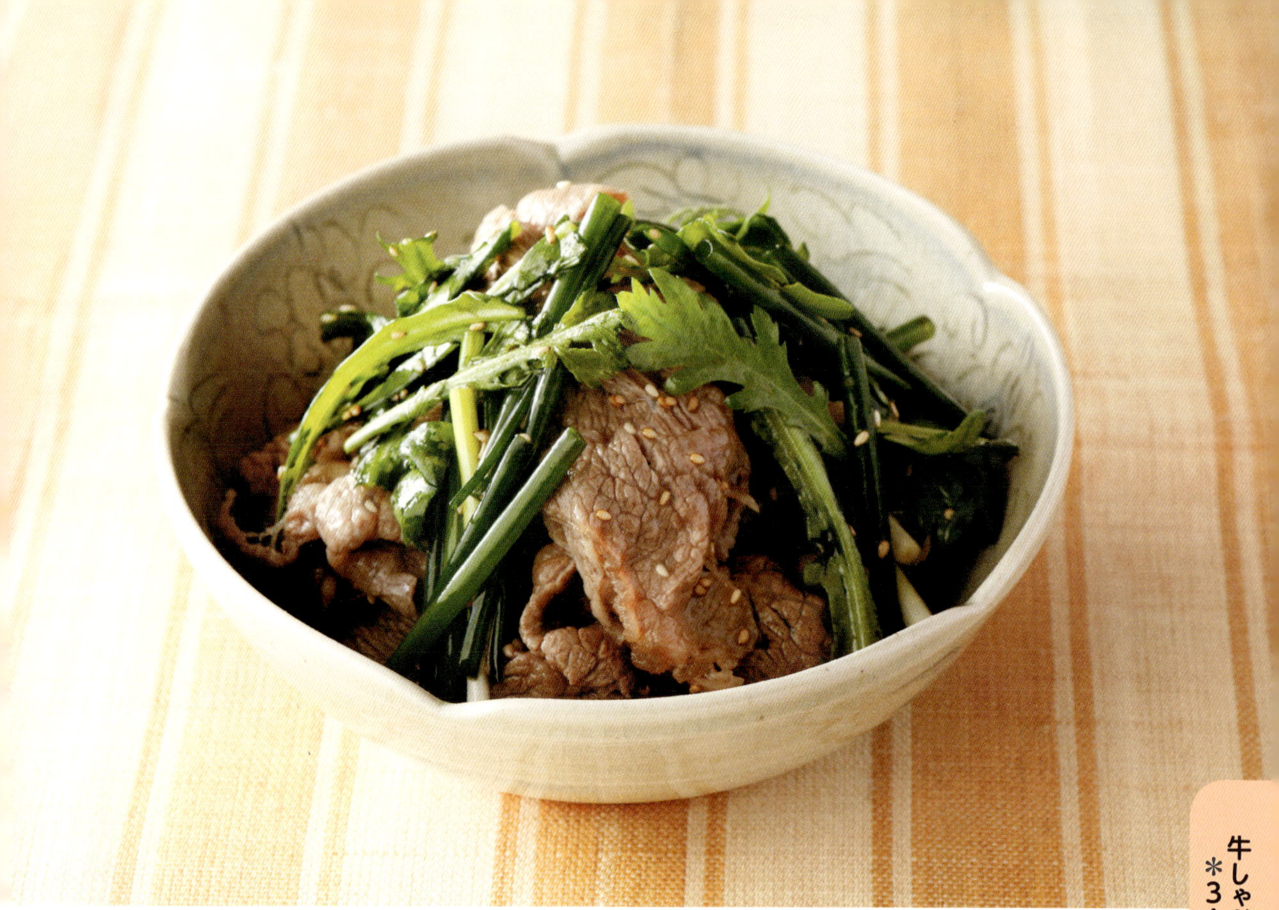

牛しゃぶと春菊のナムル

材料（2人分）

牛しゃぶしゃぶ用肉……200g
春菊……1/2束（50g）
万能ねぎ……1/4束（20g）
A ごま油……大さじ2（24g）
　塩……小さじ1/4（1.5g）
　しょうゆ……小さじ1（6g）
　砂糖……少量（0.8g）
いり白ごま……小さじ1/2（1g）

作り方

1 沸騰させたお湯に牛肉をくぐらす。温かいままざるにあげておく。
2 春菊、万能ねぎは5㎝長さに切り合わせる。
3 ボールに1と2、Aを入れ、混ぜ合わせる。
4 器に盛り、ごまをふりかける。

春菊は食物繊維が豊富。ナムル風にすることで春菊の風味がきわ立ち、やみつきになります。肉は豚肉でもおいしいです。

1人分　E エネルギー 423kcal　P たんぱく質 18.5g　F 脂質 36.1g　C 炭水化物 2.7g　S 塩分 1.3g

3.1 ポイント

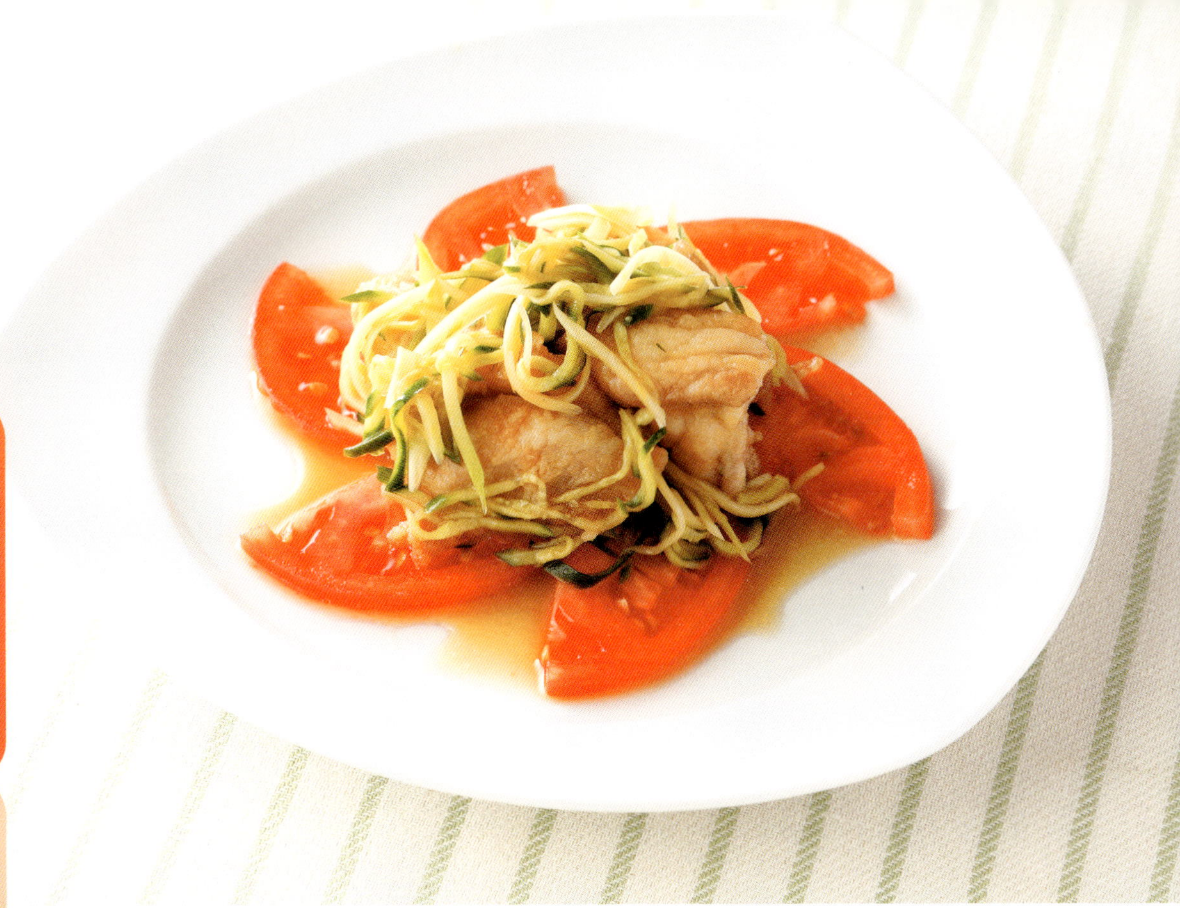

甘酢揚げ鶏

材料（3人分）

鶏もも肉	1枚（210g）
小麦粉	大さじ1（9g）
サラダ油	小さじ3/4（3g）
A しょうゆ	50mℓ
酢	50mℓ
みりん	50mℓ
ごま油	大さじ1（12g）
きゅうり	1本（100g）
セロリ	1/2本（50g）
トマト	1個（200g）

作り方

1 きゅうりとセロリはせん切りに、トマトは薄い半月切りにする。
2 Aを合わせ、きゅうりとセロリを加えて調味液を作る。
3 鶏もも肉は食べやすい大きさに切り、小麦粉をまぶして多めのサラダ油で揚げ焼きにする。
4 揚げ焼きにした鶏肉が熱いうちに2に漬ける。
5 皿にトマトと4の鶏肉、野菜を盛りつける。

事前に鶏肉の漬け込みはしません。短時間で、甘酢たっぷりの揚げ鶏ができます。

1人分　E エネルギー 185kcal　P たんぱく質 14.9g　F 脂質 8.7g　C 炭水化物 10.2g　S 塩分 1.0g

2.5 ポイント

鶏胸肉とほうれん草のクリーム煮

鶏胸肉＊2・9ポイント

材料（2人分）

鶏胸肉	1/2枚（120g）
塩	少量（0.2g）
黒こしょう	少量
小麦粉	小さじ2（6g）
サラダ油	大さじ1と1/2（18g）
ほうれん草	1/2束（100g）
玉ねぎ	1個（200g）
ぶなしめじ	1/2パック（50g）
ホワイトソース	1カップ（200mℓ）
水	50mℓ
塩	少量（0.4g）
黒こしょう	少量

作り方

1 鶏胸肉は食べやすい大きさに切り、塩、こしょうで下味をつける。
2 ほうれん草をゆで、5cm長さに切る。
3 玉ねぎは薄切り、しめじは石づきをとってほぐしておく。
4 フライパンにサラダ油を熱し、小麦粉をまぶした鶏胸肉を皮目から入れて焼く。
5 皮に焼き色がついたらひっくり返し、玉ねぎとしめじを入れていためる。
6 鶏肉に火が通り、玉ねぎがしんなりしてきたら、ホワイトソース、水、ほうれん草を加え、とろみがつくまで煮る。
7 塩、こしょうで味をととのえる。

ホワイトソースは市販品を使って簡単に。また、冷凍ほうれん草を使えば、もうひと手間省けます。

1人分　E エネルギー 331 kcal　P たんぱく質 17.6 g　F 脂質 19.2 g　C 炭水化物 23.1 g　S 塩分 1.4 g

2.9 ポイント

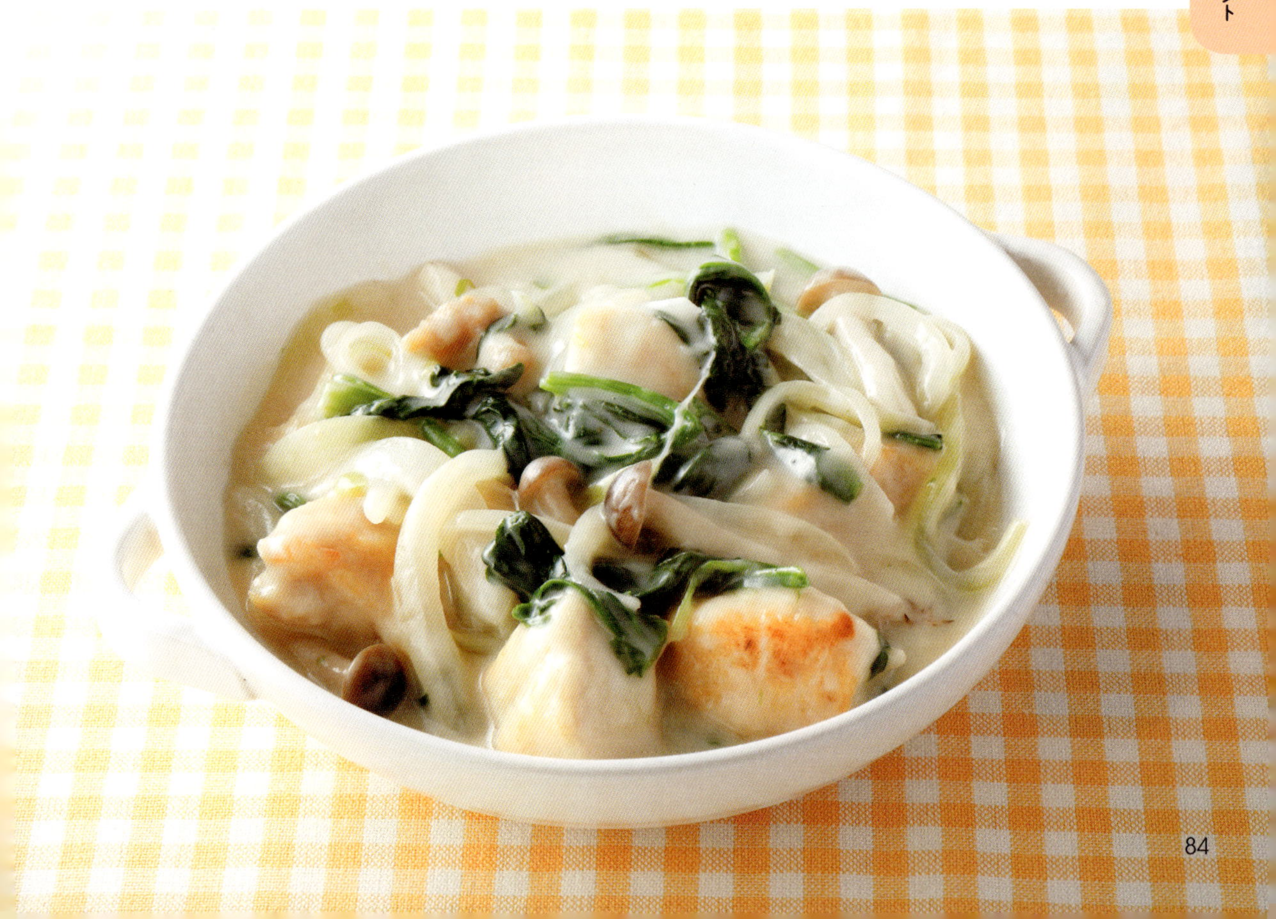

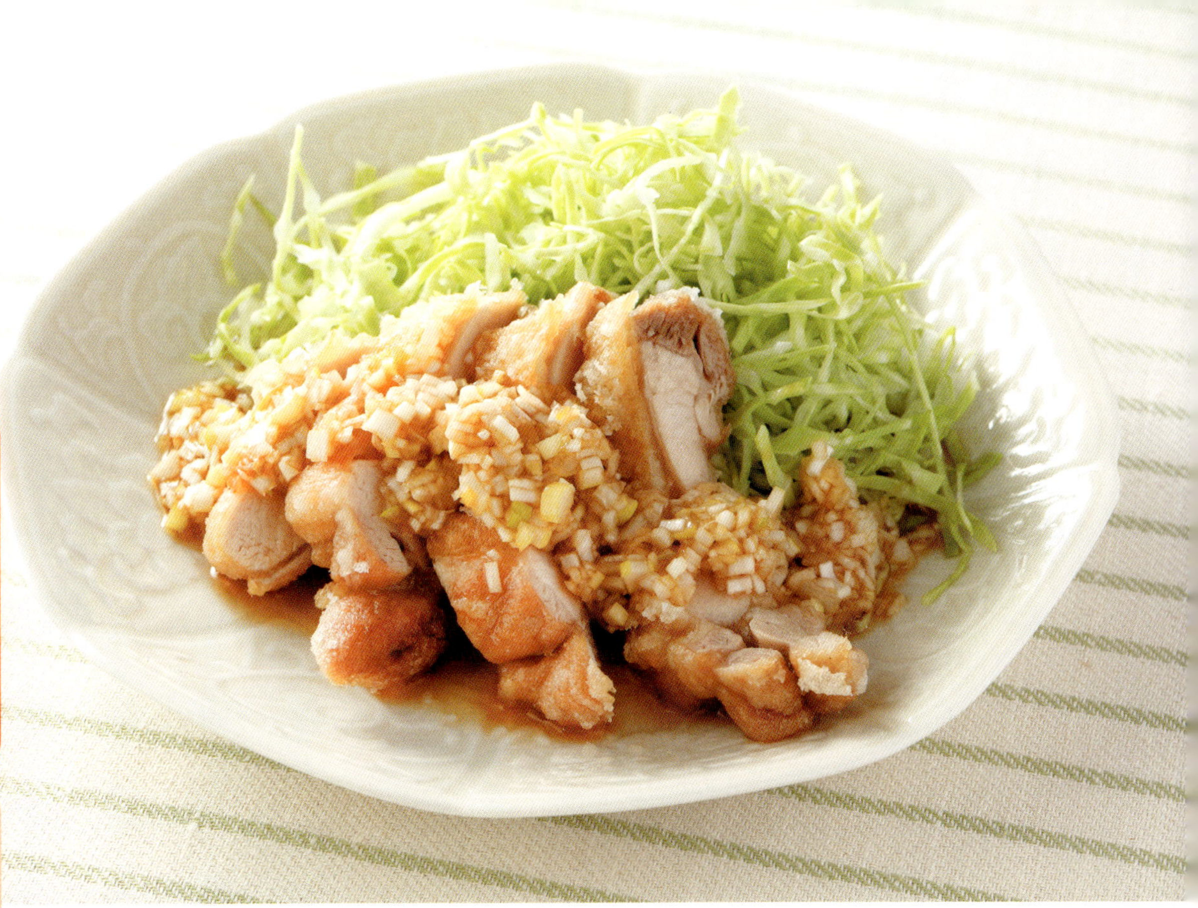

鶏もも肉の油淋鶏《ユーリンチー》

材料（2人分）

鶏もも肉……1枚（200g）
塩……少量（0.3g）
白こしょう……少量
かたくり粉……大さじ1強（10g）
サラダ油……適量
白ねぎ……1/2本（50g）
にんにく……1かけ（3g）
A
- おろししょうが（市販品）……少量（2g）
- しょうゆ……大さじ2（36g）
- 酢……大さじ2（30g）
- 砂糖……大さじ2（18g）
- みりん……小さじ1（6g）
- 酒……小さじ1（5g）
- ごま油……大さじ1（12g）
- 水……50mℓ

キャベツ……2枚（100g）

作り方

1 キャベツをせん切りにする。
2 白ねぎとにんにくはみじん切りにする。
3 Aを混ぜ、2を入れ、冷蔵庫で冷やしておく。
4 鶏もも肉に、塩、こしょうで下味をつけ、かたくり粉をまぶす。
5 小さなフライパンに1cmほどサラダ油を入れて熱し、4を皮目から揚げ焼きにする。
6 鶏肉の中まで火が通ったら、2〜3cm幅にカットする。
7 1のキャベツを敷いた皿に6を盛り、3をかける。

3のタレは冷ややっこにかけてもおいしいです。

1人分　E エネルギー 368kcal　P たんぱく質 19.1g　F 脂質 21.3g　C 炭水化物 21.7g　S 塩分 3.0g

3.2ポイント

焼き豚とにんじんのロールパン

材料（2人分）

黒糖ロールパン	2個
マーガリン	小さじ2（8g）
粒マスタード	適量（3g）
にんじん	60g
玉ねぎ	10g
マヨネーズ	大さじ2/3（8g）
レモン汁	少量
塩	少量（0.4g）
白こしょう	少量

●焼き豚の材料（5人分）

	豚ももかたまり肉	350g
	サラダ油	小さじ1（4g）
	しょうが	1かけ（12g）
	玉ねぎ	1/2個（100g）
A	しょうゆ	大さじ3（54g）
	みりん	大さじ3（54g）
	酒	大さじ3（45g）
	水	1カップ（200mℓ）

作り方

1 にんじんと玉ねぎはせん切りにし、マヨネーズ、レモン汁、塩、こしょうであえる。

2 フライパンにサラダ油を熱し、豚肉の表面全体に焼き色をつけ、あらく刻んだしょうが、太めのせん切りにした玉ねぎとともに火が通るまでAの調味液で煮る。

3 パンにマーガリンとマスタードを塗り、1とスライスした2をサンドする。

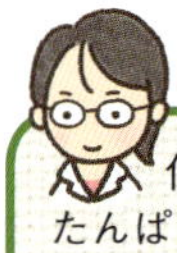

作りおきの焼き豚を使えば、短時間にたんぱく質豊富な朝食ができ上がります。市販の焼き豚でもいいですね。

1人分

E エネルギー 332kcal　P たんぱく質 20.0g
F 脂質 15.2g　C 炭水化物 25.9g　S 塩分 1.7g

3.3ポイント

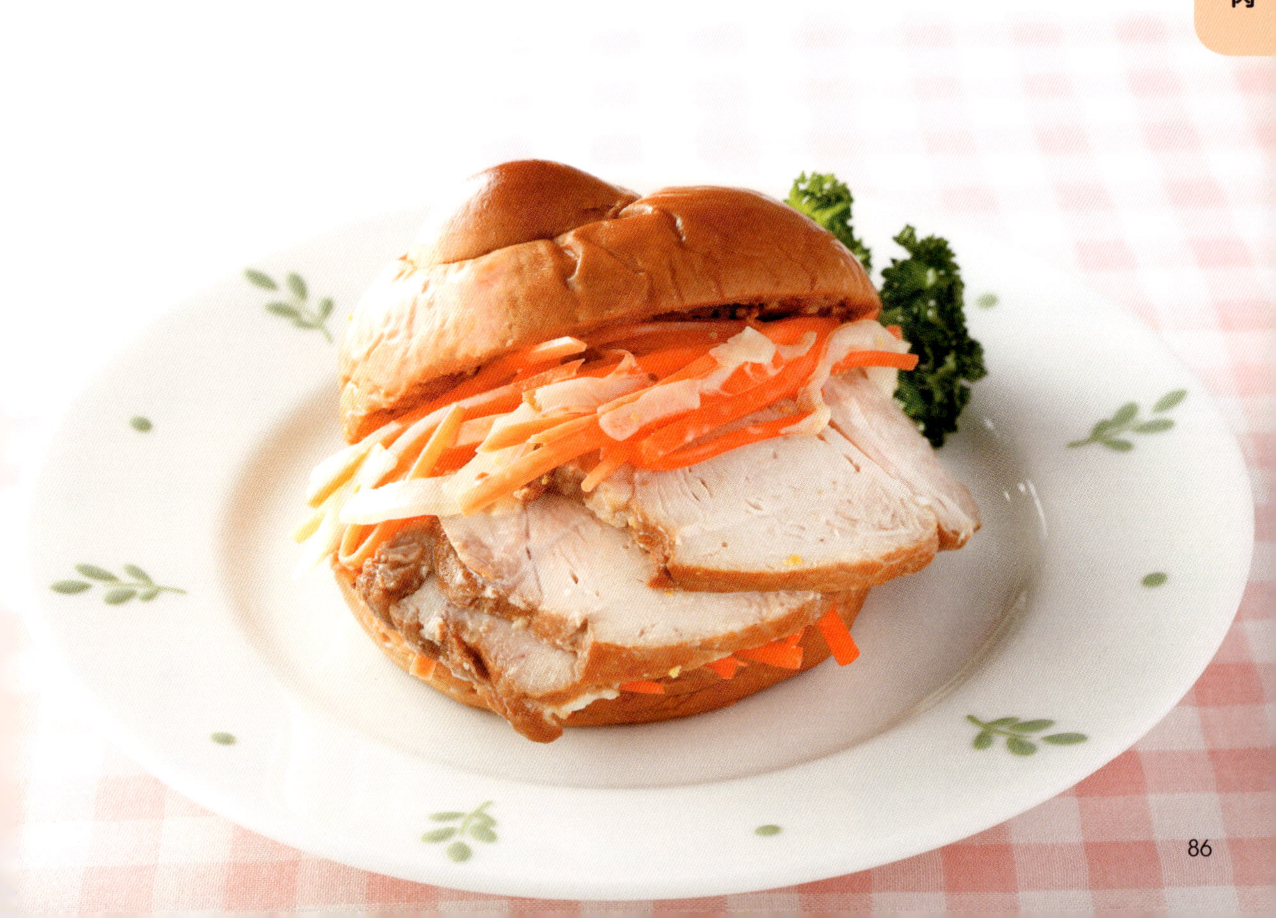

豚スペアリブのマーマレード煮

材料（2人分）

豚スペアリブ		270g
水		肉がかぶるくらい
A	マーマレード	大さじ4（84g）
	しょうゆ	大さじ3（54g）
	酒	大さじ3（45g）
ブロッコリー		1/4個（60g）
オレンジパプリカ		15g

作り方

1 なべに豚スペアリブを入れ、肉がひたひたになるくらいまで水を入れる。
2 Aを加え、ひと煮立ちさせる。
3 沸騰したら落としぶたをし、弱火で水けが少なくなるまで50分ほど煮込む。
4 ブロッコリーは小房に分けてゆでる。
5 オレンジパプリカは食べやすい大きさにせん切りする。
6 スペアリブ、ブロッコリー、パプリカをいっしょに皿に盛る。

マーマレードにはオレンジの皮が入っています。この皮に含まれるたんぱく質分解酵素にはお肉をやわらかくする効果があります。

1人分 E エネルギー 494kcal　P たんぱく質 16.8g　F 脂質 35.6g　C 炭水化物 19.8g　S 塩分 2.4g

2.8 ポイント

豚スペアリブ ＊2・8ポイント

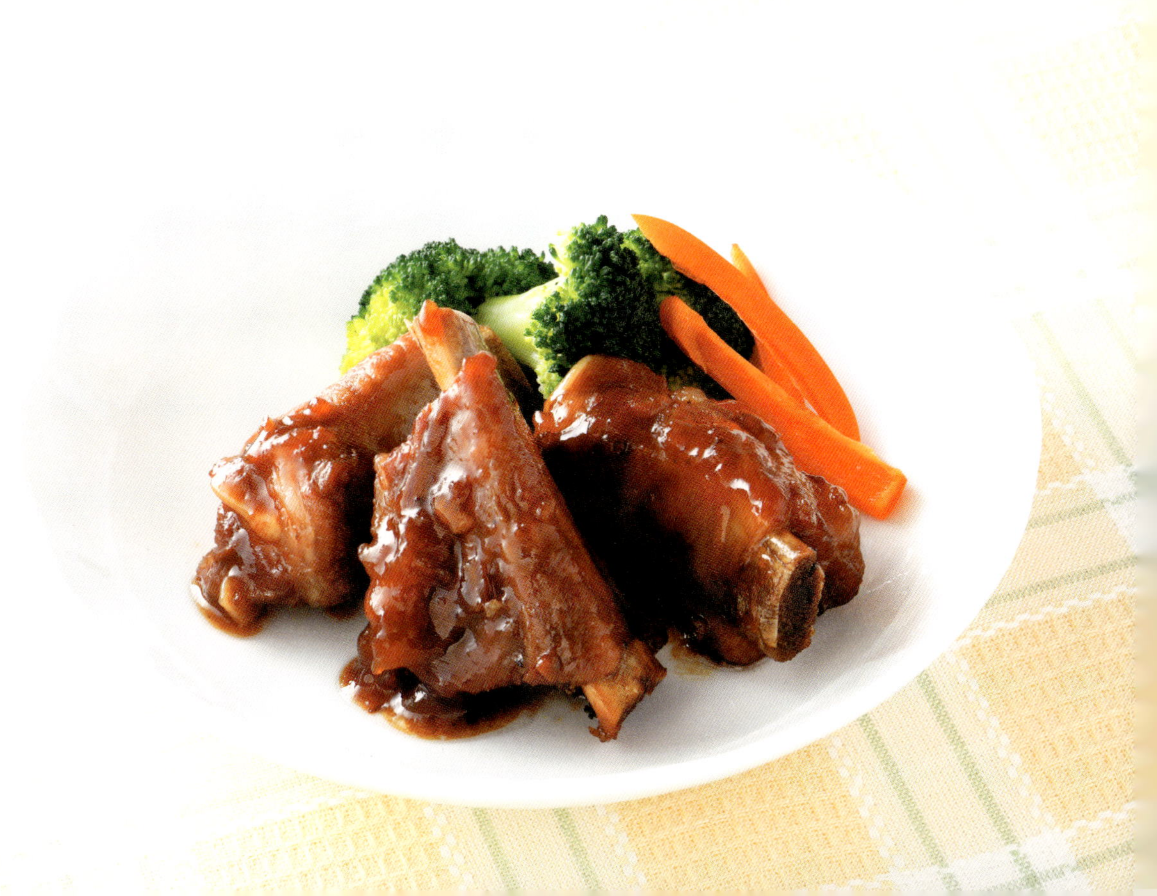

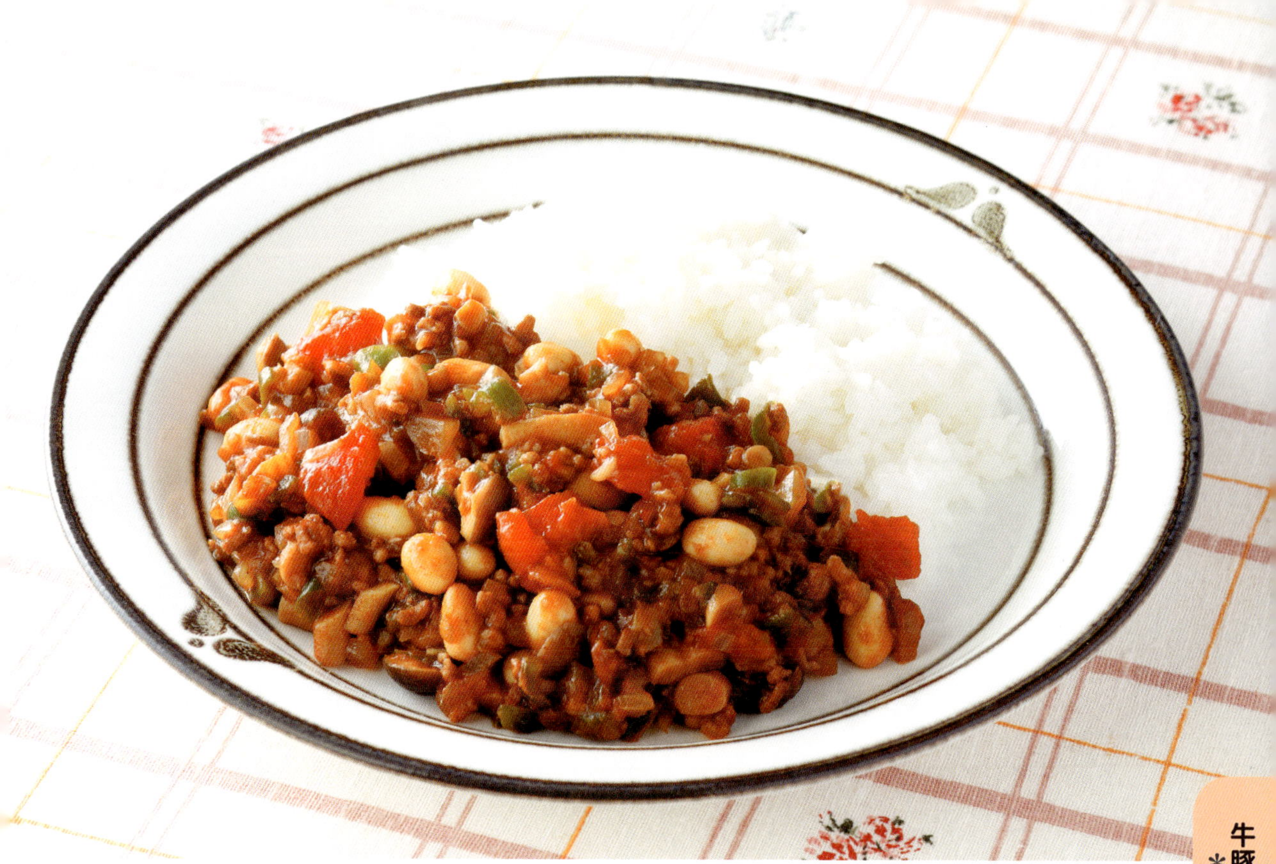

牛豚ひき肉＋大豆
＊3・2ポイント

大豆ゴロゴロドライカレー

材料（2人分）

- 牛豚ひき肉 …… 100g
- 大豆水煮 …… 60g
- 玉ねぎ …… 1/2個（100g）
- ピーマン …… 2個（70g）
- ぶなしめじ …… 50g
- おろししょうが（市販品） …… 小さじ2（10g）
- サラダ油 …… 大さじ1/2（6g）
- トマト（缶詰め：カットタイプ） …… 70g
- 酒 …… 40mℓ
- 中濃ソース …… 大さじ2（42g）
- 水 …… 50mℓ
- カレールー（市販品） …… 1かけ（25g）
- ごはん …… 150g×2人分

作り方

1. 玉ねぎ、ピーマン、しめじをみじん切りにする。
2. フライパンにサラダ油とおろししょうがを入れ、中火でいためる。香りが立ったら玉ねぎ、しめじ、大豆、ピーマンを加えていためる。
3. 火が全体に通ったらひき肉を加え、色が変わるまでいためる。
4. 3にトマト、酒、中濃ソース、水、カレールーを入れ、5分程度ふたをしないで煮る。
5. 皿にごはんを盛り、4を盛りつける。

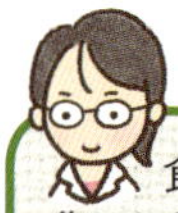

食事をカンタンにすませたいときに、作りおきをしておくととても便利です。手軽にたんぱく質と食物繊維たっぷりの食事ができ上がります。

1人分 E エネルギー 599kcal　P たんぱく質 19.2g　F 脂質 19.9g　C 炭水化物 79.5g　S 塩分 2.7g

3.2 ポイント

油揚げ de キッシュ

材料(2人分)

油揚げ	2枚(40g)
玉ねぎ	1/2個(100g)
ベーコン	3枚(30g)
ほうれん草	1/4束(50g)
ぶなしめじ	1/3パック(35g)
サラダ油	小さじ1(4g)
塩	少量(0.6g)
黒こしょう	少量
A 卵	1個(50g)
牛乳	100ml
プロセスチーズ(とろけるタイプ)	2枚(40g)

作り方

1. 玉ねぎは薄切りに、ベーコンとほうれん草は1.5cm長さに切り、しめじは石づきをとり小房に分けておく。
2. ほうれん草は下ゆでし、水けを絞る。
3. 油揚げは油抜きをし、しっかり絞り水けをとる。
4. 油揚げの袋を開き耐熱皿に敷く。
5. フライパンにサラダ油を引き、1、2をいため、塩、こしょうで味をととのえる。
6. Aを混ぜ合わせる。
7. 4に5をのせ、6を流し入れた上にチーズをのせて、200℃に熱したオーブンで25分ほど焼く。

じつはカンタンに作れるキッシュ。パイ生地の代わりに油揚げを使うことで、たんぱく質アップ&ヘルシーに。

1人分　E エネルギー 273kcal　P たんぱく質 18.2g　F 脂質 18.2g　C 炭水化物 9.2g　S 塩分 1.2g

3.0 ポイント

油揚げ+卵+牛乳+チーズ＊3.0ポイント

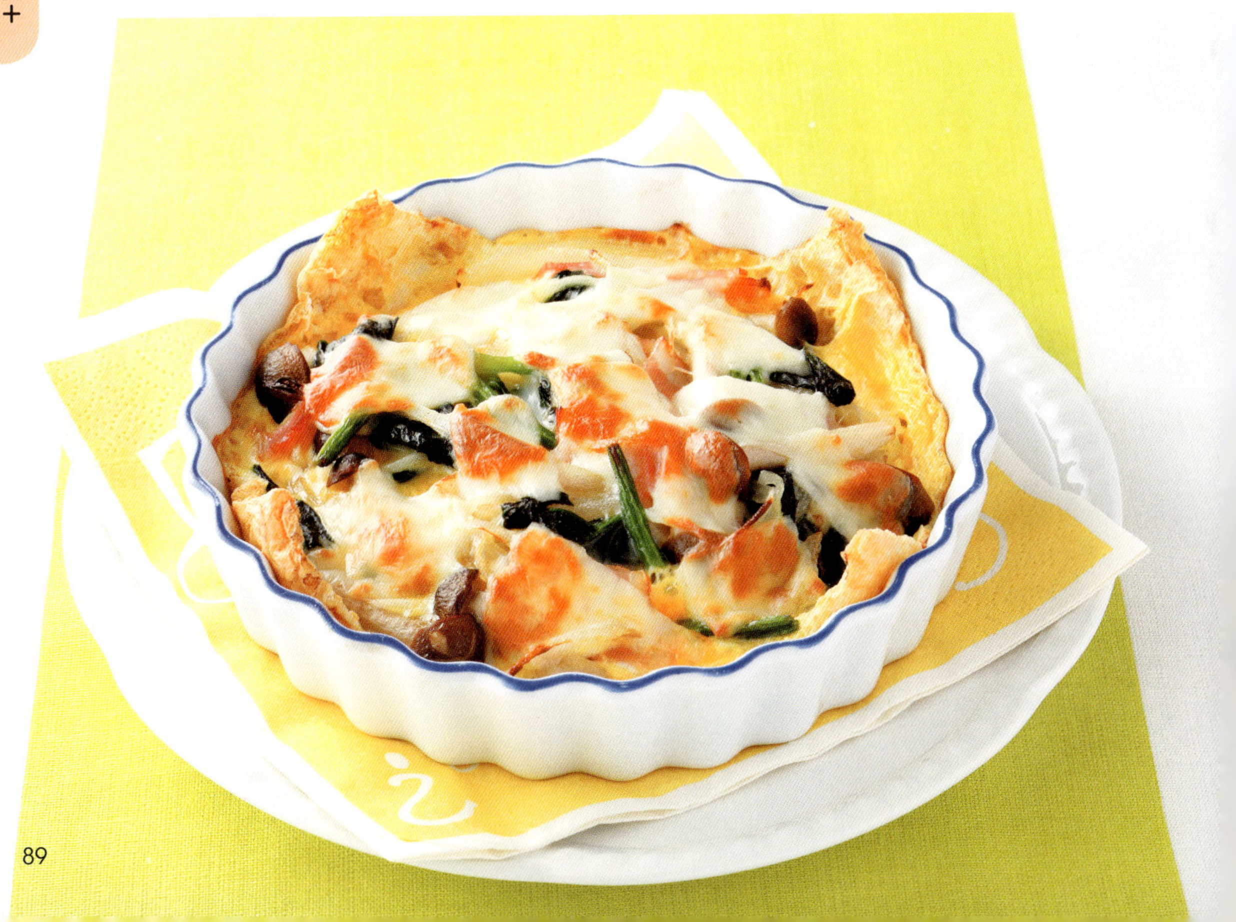

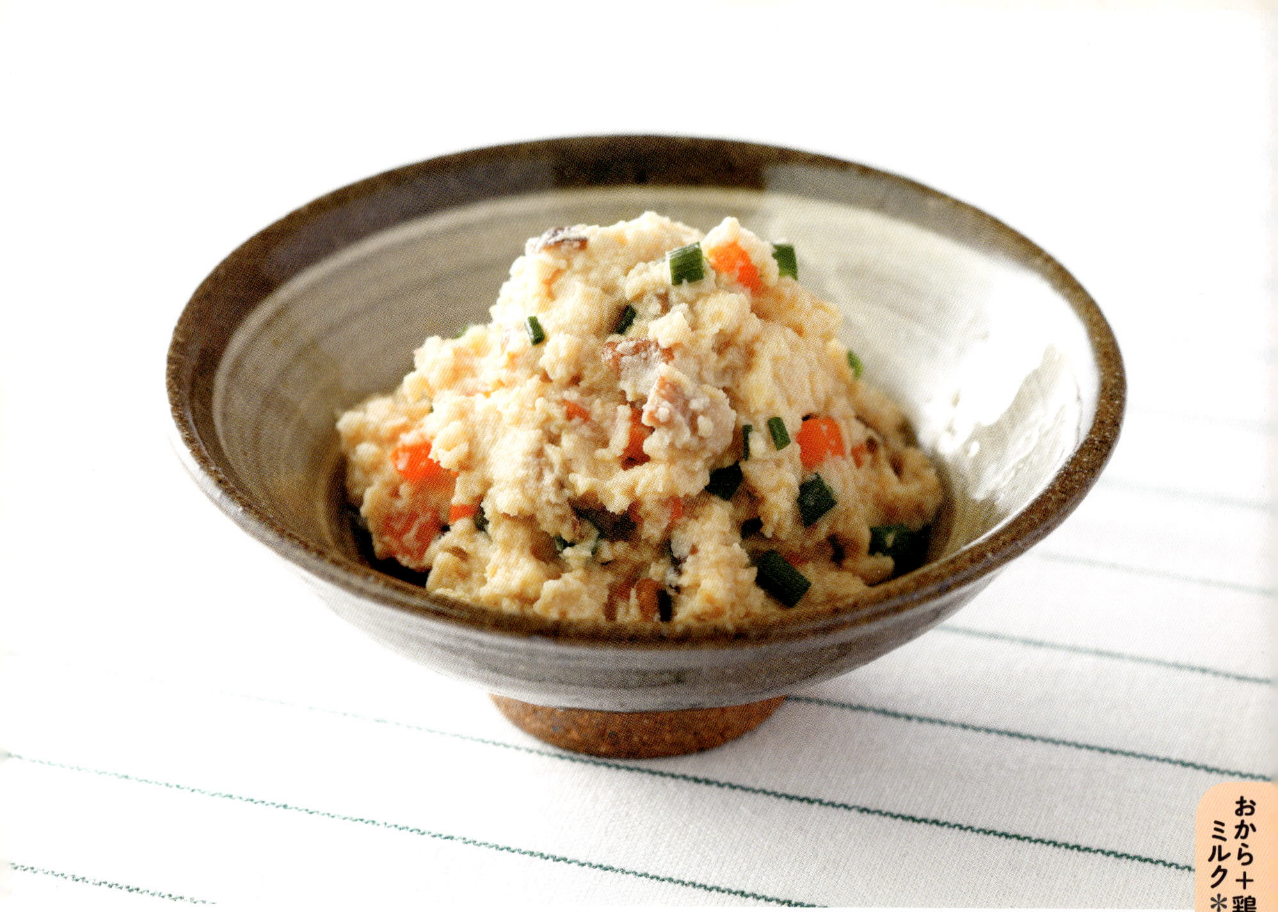

おから＋鶏胸肉＋スキムミルク＊1・6ポイント

スキムミルク入り おからいため

材料（2人分）

おから	60g
鶏胸肉（皮なし）	20g
にんじん	2cm（20g）
干ししいたけ	1枚（3g）
サラダ油	小さじ2（8g）
スキムミルク	大さじ4（24g）
水	100mℓ
干ししいたけをもどしただし汁	50mℓ
しょうゆ	小さじ2（12g）
万能ねぎ	5cm（10g）

作り方

1 干ししいたけを、50mℓの水でもどしておく。
2 鶏胸肉は皮がついていたらとり除く。
3 鶏肉、にんじん、干ししいたけを細かく刻み、サラダ油でいためて、充分に火を通す。
4 おからを加えてさらにいため、干ししいたけのもどし汁と、スキムミルク、しょうゆ、水を加える。
5 水分をとばしながら味をととのえ、彩りに小口切りにした万能ねぎを散らす。

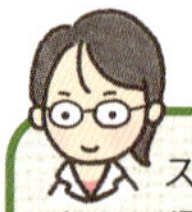

スキムミルクを入れることでまろやかで深い味わいになります。不足しがちなカルシウムをとることができます。

1人分 E エネルギー 140kcal　P たんぱく質 9.4g　F 脂質 5.5g　C 炭水化物 14.3g　S 塩分 1.1g

1.6 ポイント

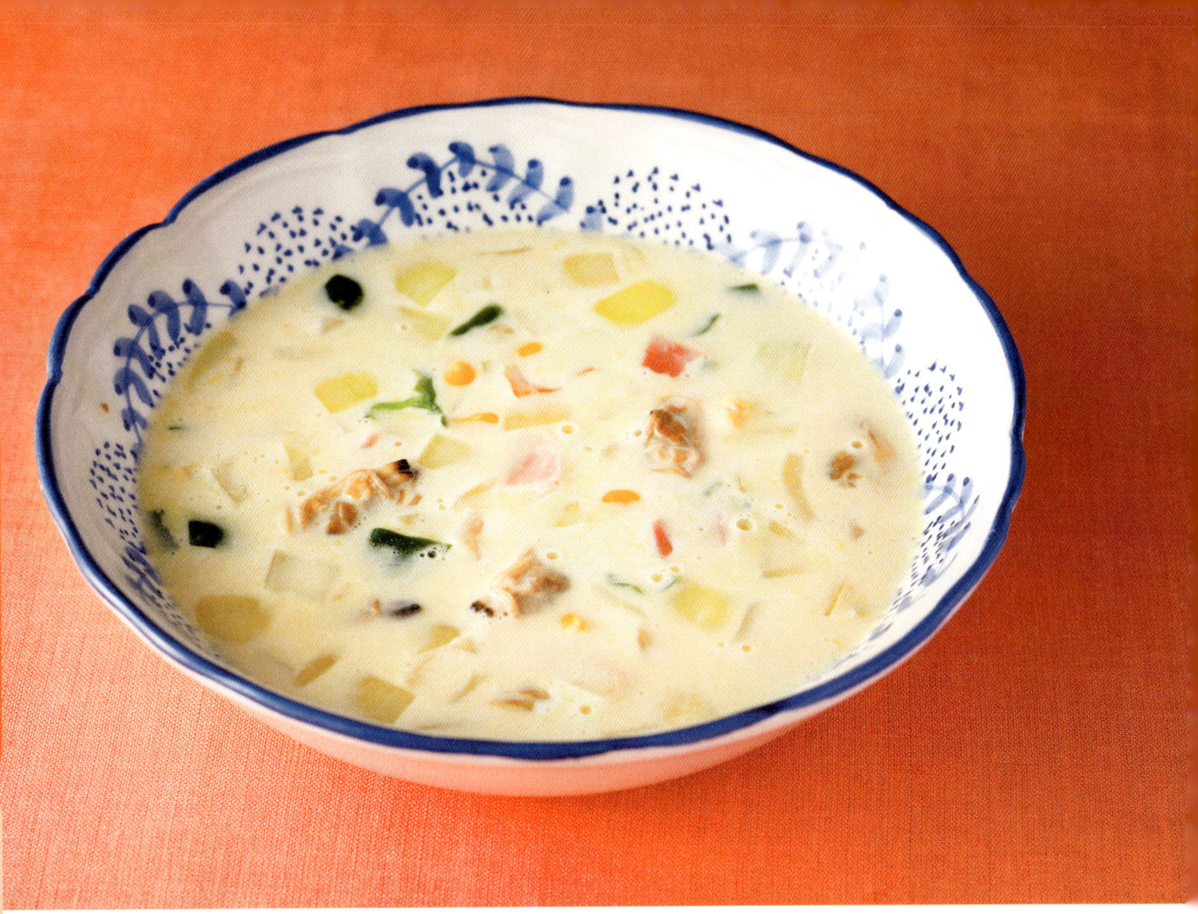

アサリのクラムチャウダー

材料（2人分）

アサリ水煮（缶詰め）	60g
クリームコーン（缶詰め）	160g
ベーコン	1枚（20g）
玉ねぎ	1個（200g）
ピーマン	1個（35g）
サラダ油	小さじ1/2（2g）
牛乳	200mℓ
水	50mℓ
塩	小さじ1/3（2g）

作り方

1 ベーコンは1cm角に、玉ねぎ、ピーマンはみじん切りにする。

2 ベーコンをサラダ油でいため、火が通ったら、玉ねぎ、ピーマンを加えて、火が通るまでいためる。

3 2にアサリ水煮缶を汁ごと入れ、クリームコーン、水、牛乳を加えてひと煮立ちさせ、塩で味をととのえる。

牛乳とストックのアサリ水煮缶やコーン缶を使用すれば、手軽にコクのあるスープができ上がります。

1人分　E エネルギー 241kcal　P たんぱく質 13.8g　F 脂質 7.4g　C 炭水化物 30.5g　S 塩分 2.2g

2.3 ポイント

凍り豆腐の巣ごもり卵

材料（2人分）

- 一口凍り豆腐 …… 60g（乾燥）
- キャベツ …… 140g
- 水 …… 200mℓ
- めんつゆ（市販品：3倍濃縮） …… 大さじ3（63g）
- 卵 …… 2個（100g）

作り方

1 凍り豆腐を水でもどし、絞っておく。
2 キャベツは太めのせん切りにする。
3 卵はといておく。
4 なべに凍り豆腐、キャベツ、水、めんつゆを入れて煮る。
5 キャベツがしんなりしてきたら卵を入れ、ふたをして卵が半熟になるまで煮る。

凍り豆腐は肉や魚に負けないくらいたんぱく質が豊富な食材です。調味料は、凍り豆腐についているものを使用してもOK。市販の凍り豆腐には、水でもどさずそのまま煮られるものもあります。

1人分　E エネルギー 283kcal　P たんぱく質 23.6g　F 脂質 15.5g　C 炭水化物 11.4g　S 塩分 3.6g

3.9ポイント

凍り豆腐＋卵
＊3・9ポイント

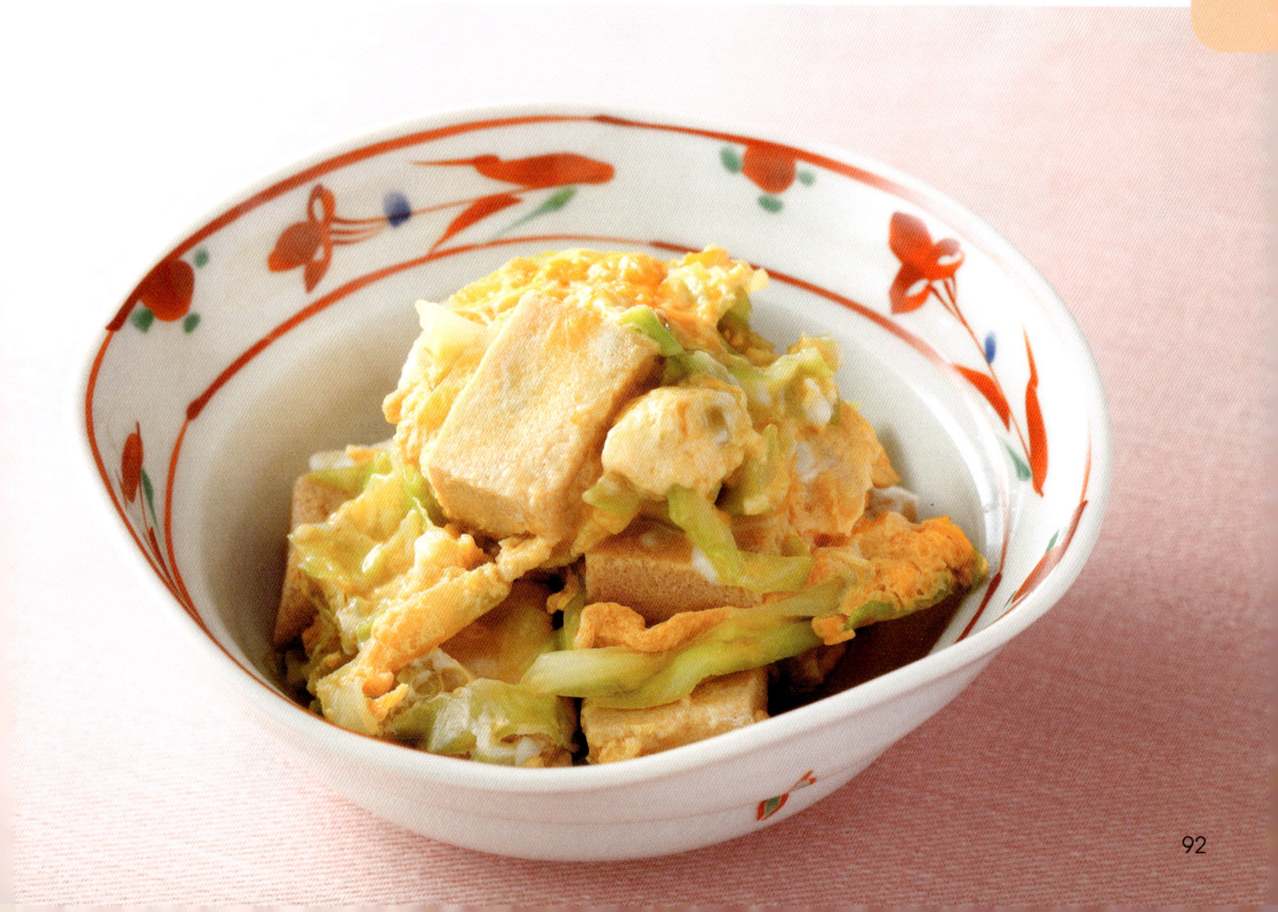

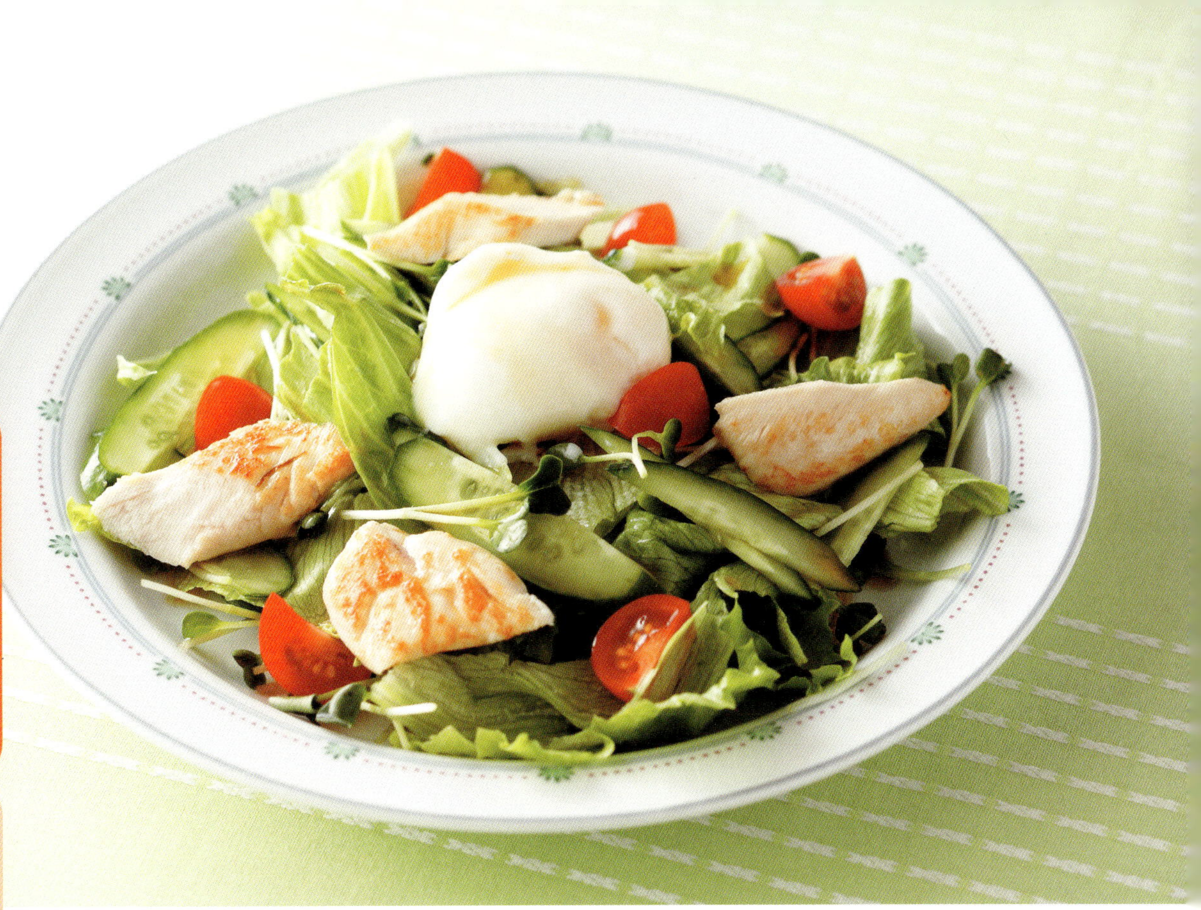

温玉ささ身サラダ

材料（2人分）

卵	2個（100g）
鶏ささ身	2本（80g）
サラダ油	小さじ1（4g）
めんつゆ（ストレート）	大さじ2（36g）
レタス	2枚（60g）
きゅうり	1本（100g）
貝割れ菜	1/2パック（40g）
ミニトマト	6個（60g）

作り方

1 湯飲み茶わんに水を入れ、その中に常温にしばらく置いた生卵を割り入れる。つまようじで黄身を3か所程度刺す。

2 1を600Wの電子レンジで50秒加熱し、スプーンなどで卵をそっとひっくり返して、さらに30秒加熱する。温泉卵ができ上がったら、スプーンなどでやさしくすくい上げ、さましておく。

3 レタスは一口大にちぎり、きゅうりは斜め薄切り、貝割れ菜とミニトマトは4等分に切る。

4 サラダ油を熱したフライパンで、ささ身を両面焼く。

5 4を一口大に斜め切りにする。

6 3を皿に盛り、2と5でトッピングをしたら、めんつゆをまわしかける。

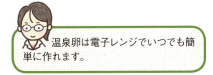

温泉卵は電子レンジでいつでも簡単に作れます。

2.9 ポイント

1人分	エネルギー	たんぱく質	脂質	炭水化物	塩分
	E 167kcal	P 17.2g	F 7.7g	C 6.9g	S 0.8g

さつま揚げのチーズ焼き

2.3
ポイント

材料（2人分）

さつま揚げ……………………6枚（150g）
プロセスチーズ（とろけるタイプ）
……………………………………2枚（40g）
大葉……………………………2枚（2g）

作り方

1 さつま揚げにチーズをのせる。
2 1をオーブントースターに入れ、チーズがとけるくらいまで焼く。
3 器に大葉を敷き、2を盛りつける。

カンタンにできる一品です。オーブントースターを利用するので、ほかのおかずを作りながらできます。チーズはカルシウムが豊富なので、カルシウム不足の予防にもなります。

1人分 E エネルギー 172kcal　P たんぱく質 14.0g　F 脂質 8.0g　C 炭水化物 10.8g　S 塩分 2.0g

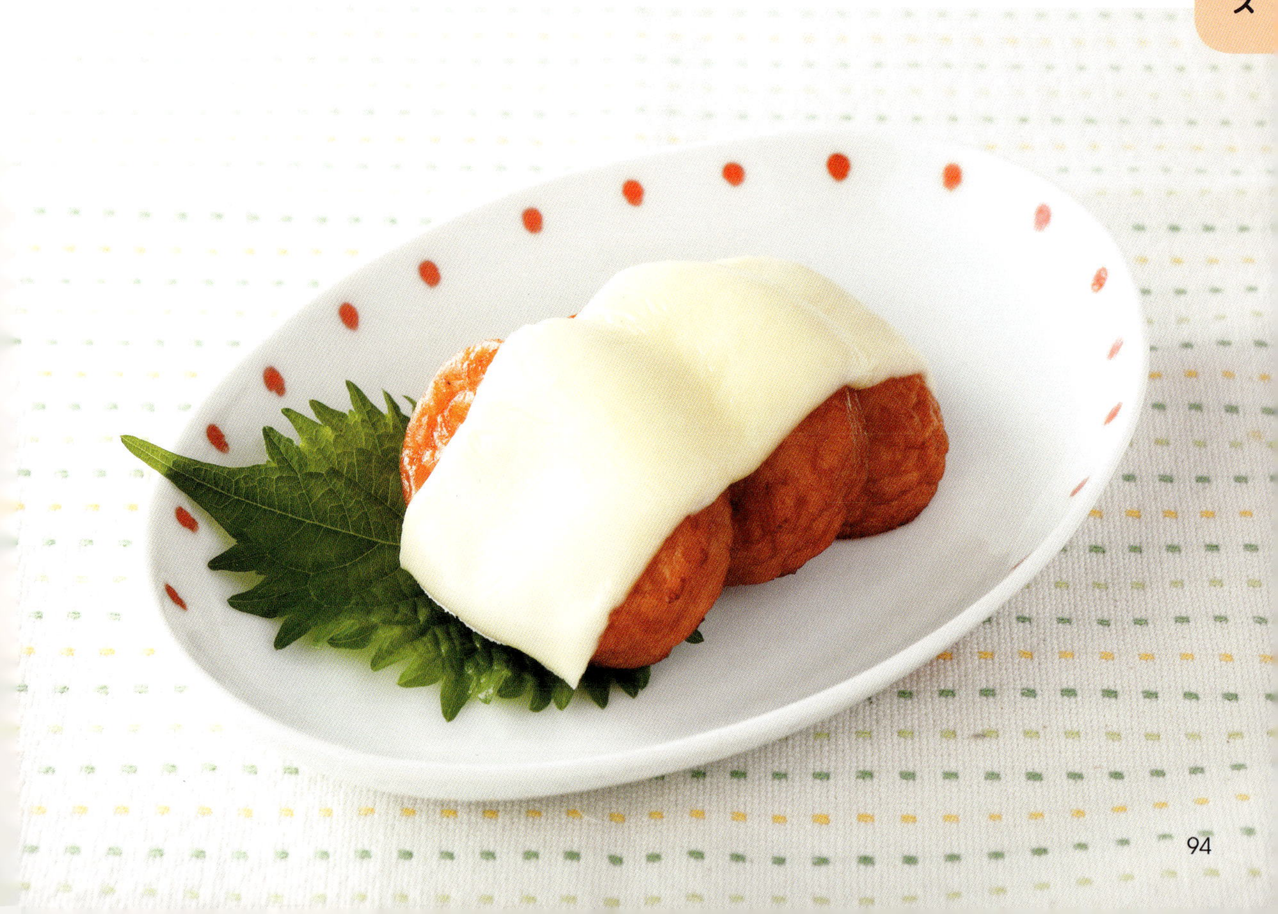

魚肉ソーセージのマヨ焼き

2.0 ポイント

材料（2人分）

- 魚肉ソーセージ……2本（150g）
- ブロッコリー……1/2個（80g）
- かぼちゃ……120g
- ミニトマト……4個（40g）
- マヨネーズ……大さじ2（24g）

作り方

1. 魚肉ソーセージは6等分に斜め切りにする。
2. ブロッコリーは小房に分け、水にくぐらせる。
3. かぼちゃは薄切りに、ミニトマトは半分に切る。
4. 魚肉ソーセージと野菜を耐熱皿に並べ、マヨネーズをかける。
5. 200℃に熱したオーブンで10分程度焼く。

切って並べてオーブンで焼くだけのカンタン料理！　なにかもう1品プラスしたいときに。

1人分　E エネルギー 279kcal　P たんぱく質 11.9g　F 脂質 14.8g　C 炭水化物 25.9g　S 塩分 1.8g

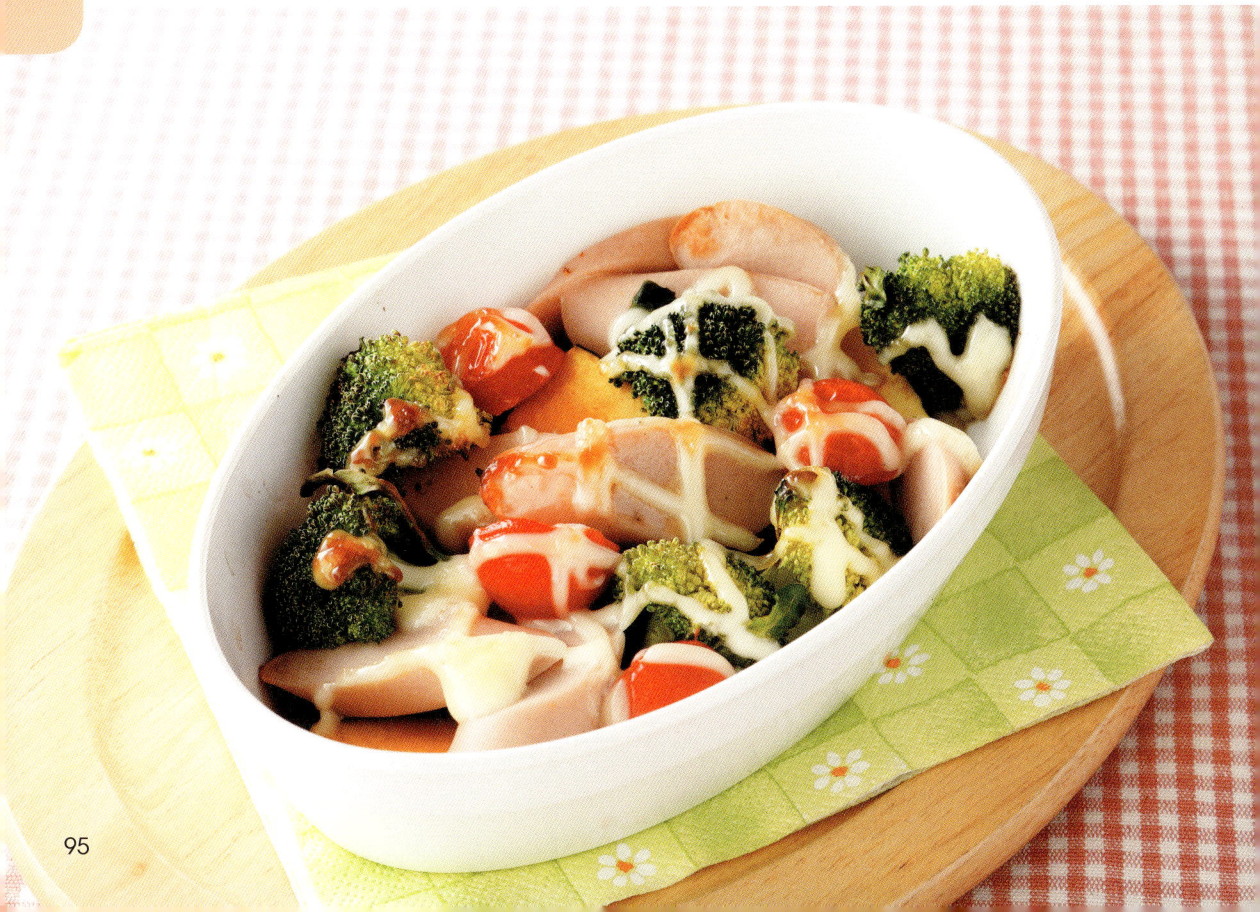

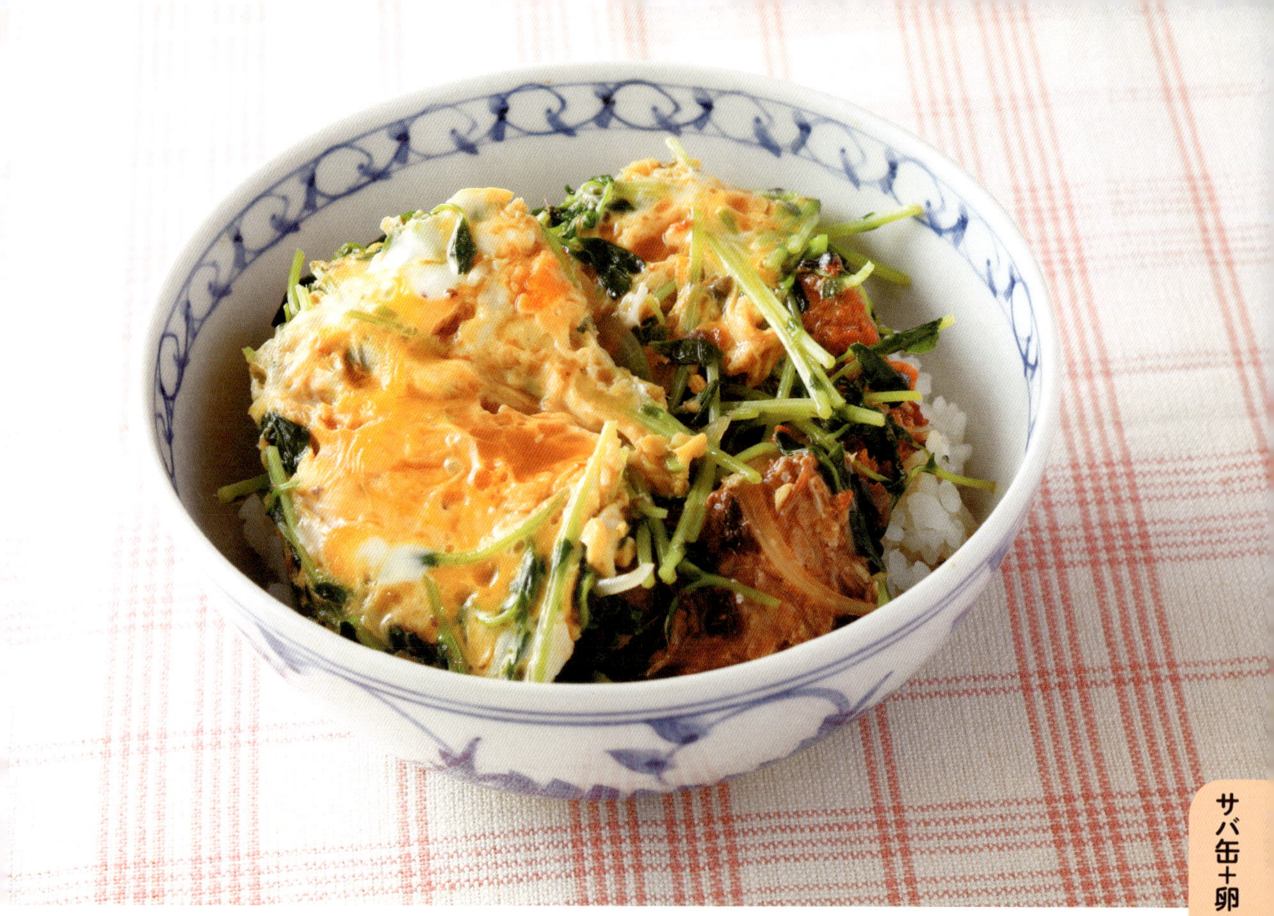

サバ缶＋卵＊4・2ポイント

サバ缶と豆苗の卵とじ丼

材料（2人分）

サバのみそ煮（缶詰め）……1缶（190g）
豆苗……1パック（100g）
玉ねぎ……1/2個（100g）
卵……1個（50g）
A しょうゆ……大さじ1（18g）
　酒……大さじ2（30g）
　だし汁……1カップ（200mℓ）
　おろししょうが（市販品）……小さじ1/2弱（2g）
ごはん……130g×2人分

作り方

1 豆苗は5㎝長さに、玉ねぎは薄切りにする。
2 フライパンにAを入れ、煮立ったら玉ねぎとサバ缶を汁ごと入れ、サバをくずしながら玉ねぎがしんなりするまで煮る。
3 2に豆苗を加え、煮立ったらとき卵を加える。
4 卵が半熟になったら、ごはんに盛りつける。

サバはDHA、EPAが豊富ですが、缶詰めは骨まで食べられるので、カルシウムもいっしょにとれます。

1人分 E エネルギー 517kcal　P たんぱく質 25.2g　F 脂質 16.4g　C 炭水化物 62.5g　S 塩分 2.5g

4.2ポイント

第4章

血糖値スパイクを予防する副菜&おやつ

「血糖値スパイク」という言葉を、ご存じでしょうか?
食後、急激に血糖が上昇することを指し、糖尿病ではなくても、
ほんの一瞬でも血糖値が高いことで、
血管が傷ついてしまうかもしれないのです。
でも、糖質を食べる前に、食物繊維を食べれば、
血糖の上昇をゆるやかにすることができます。
また、おやつは、血糖値が急上昇してしまいがちで、
罪悪感を抱きながら、口にしている人も多いのでは?
そんなあなたの救世主レシピ。
手軽にできる手作りおやつをご紹介します。

血糖値スパイクには、食物繊維が効果的！

食後血糖が急上昇する血糖値スパイクとは？

図2のグラフのように、食後、急激に血糖値が上昇することを指します。食後の数時間だけですが、徐々に糖尿病へと移行するケースもあり、食後140㎎／dℓを超えるかどうかが、危険信号の目安となっています。

図2　典型的な血糖値スパイク

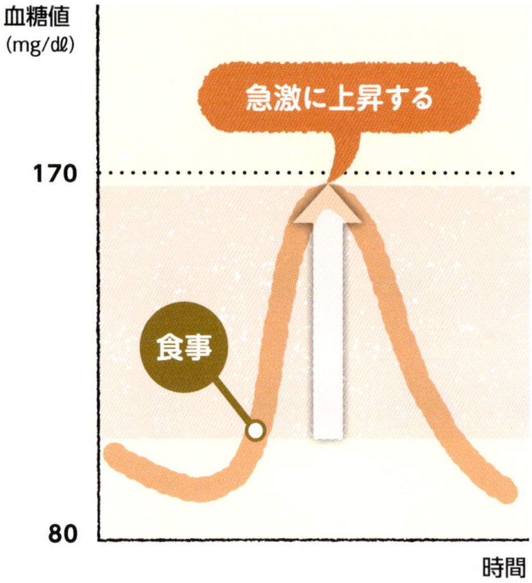

食物繊維の摂取で血糖値スパイク改善を

食物繊維とは、ヒトの消化酵素では消化できない食品中成分で、血糖の上昇をゆるやかにし、急激な血糖の変動をおさえる働きがあります。

ごはんなどの糖質を食べる前に、食物繊維を摂取することは、食後に高血糖状態が持続することや、食後急激に血糖値が上昇する血糖値スパイク対策として有効とされています。食物繊維を豊富に含む食品は、野菜、きのこ、海藻、豆類、芋、そして穀類です。

食物繊維を含む食品は主食よりも先に食べて正解

食物繊維には、水溶性と不溶性がありますが、血糖値スパイク対策として特に効果的なのは、水溶性の食物繊維です。この章では、食物繊維を多く摂取できる、副菜を紹介します。食物繊維を豊富に含む、野菜やきのこ、海藻、こんにゃくなどの副菜を、主食よりも先に食べることで、血糖値の急上昇を抑制します。また、不溶性の食物繊維は、よくかんでゆっくりと食べることで、満腹中枢を刺激し、食べすぎを防ぐ効果も期待できます。

糖

食物繊維の多い食品は、
野菜、きのこ、海藻、
豆類、芋、穀類など。

穀類は、雑穀米や玄米、麦など、精白度の低いものほど、パンは全粒粉パンのほうが、食物繊維を多く含みます。

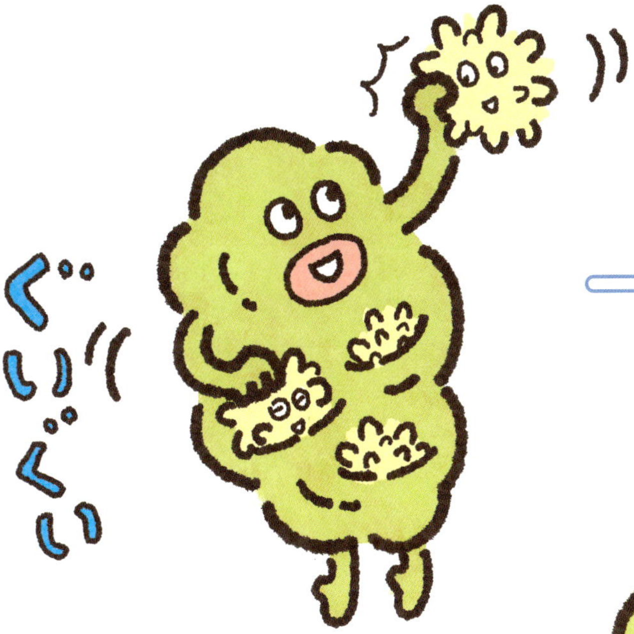

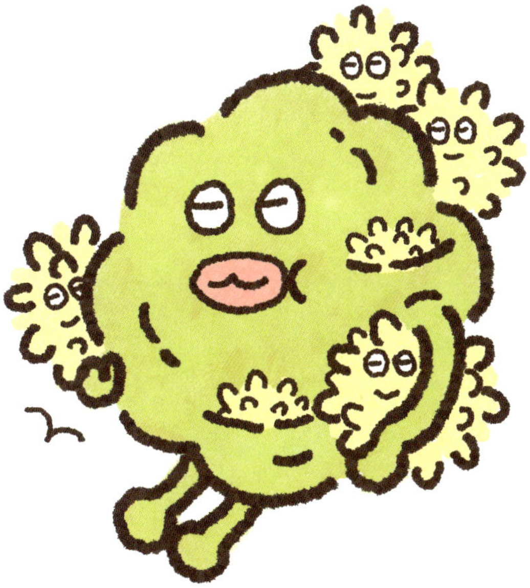

食物繊維は、少量で
満腹感を得ることができ、
食べすぎを防ぎます。

血糖上昇抑制だけでなく、ＬＤＬコレステロールの低下や、腸内細菌の正常化効果も期待できます。

炭水化物を多く含む
主食や主菜を食べる前に、
まず野菜料理から
食べてください。

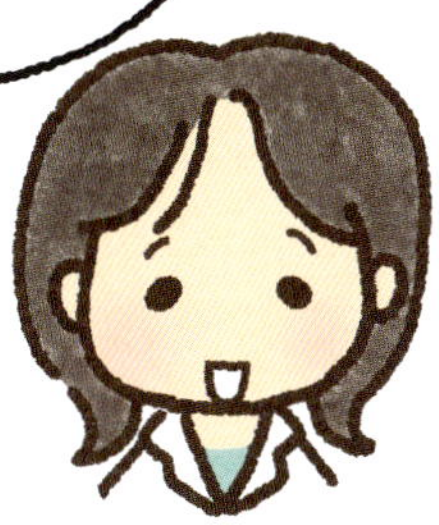

砂糖を多く含む和菓子やケーキ、
糖質を多く含む飲料などは、
糖の吸収スピードが速く、血糖を
急激に上昇させる危険があります。

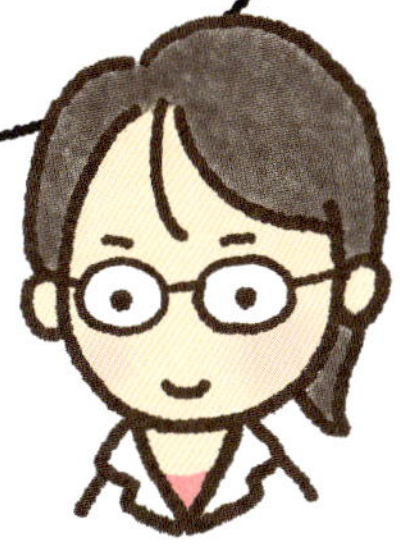

高齢者にも食べやすい食物繊維の調理法

繊維を断ち切る方向に切り ゆで時間を長くやわらかく

食物繊維といえば、ごぼうやれんこん、にんじんなどの根菜類、わかめ、こんにゃくなど、歯ごたえのある食品が多い傾向にあります。

「日本人の食事摂取基準（２０１５年版）」では、60歳以上の日本人が、目標とすべき食物繊維摂取量は、１日あたり17～20ｇ以上と、生野菜なら両手に山盛りいっぱい分です。

しかし、高齢期には、咀嚼や嚥下機能の低下など、口腔内のトラブルも少なくないため、食べにくさを感じる場合も。高齢者が食べやすい、切り方や調理法を紹介します。

食物繊維を食べやすくする切り方

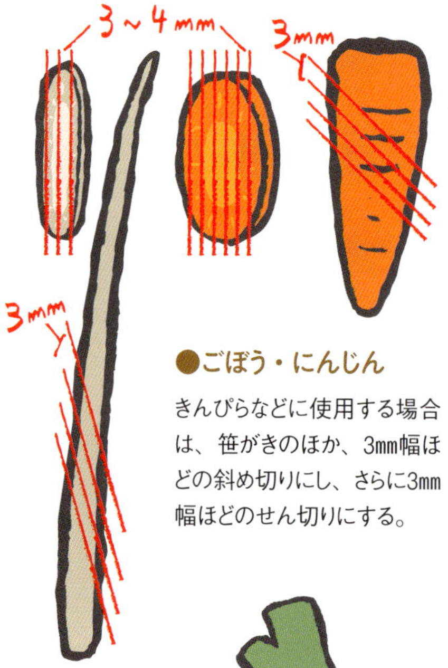

●ごぼう・にんじん

きんぴらなどに使用する場合は、笹がきのほか、3mm幅ほどの斜め切りにし、さらに3mm幅ほどのせん切りにする。

ポイント１

野菜の繊維を断ち切るように切る

野菜は、食物繊維を断ち切るように切るとかみやすい。根菜類は斜め切り後に、葉野菜は葉脈と90度にせん切りを。

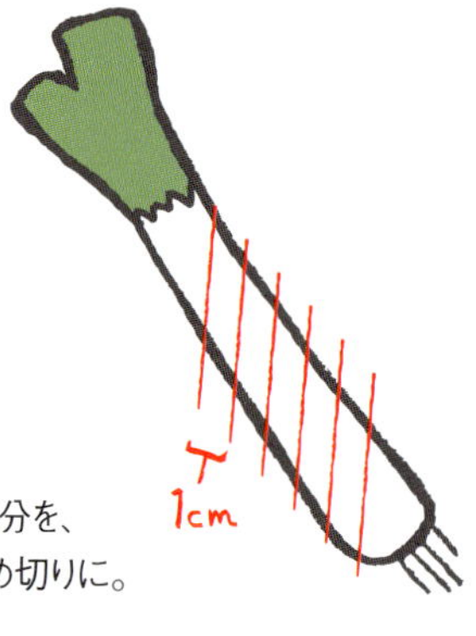

●ねぎ

白い芯の部分を、1cm幅の斜め切りに。

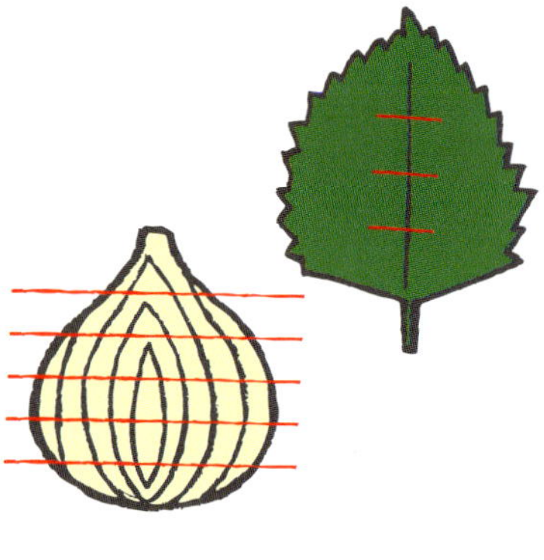

●玉ねぎ

繊維に対し90度の角度で切る。

ポイント2

かたい皮などはとり除く

皮がかみ切りにくい野菜は、湯むき(十字に軽く切り込みを入れ、丸ごと湯にさっと浸すと皮がむきやすくなる)をするなどしてとり除く。

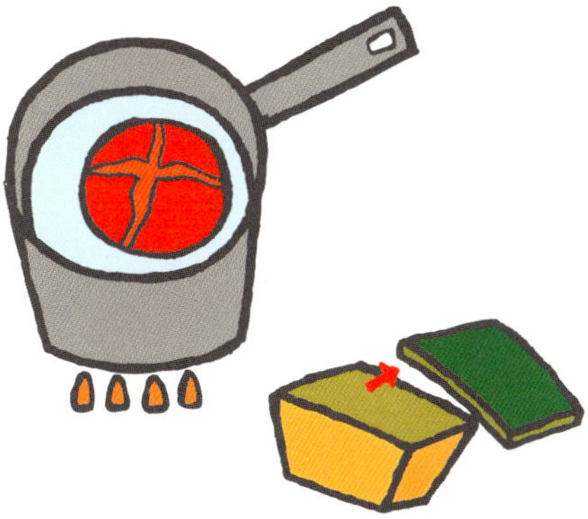

ポイント3

野菜をたたく

ごぼうなどは、包丁の柄で軽くたたき、繊維を破壊してから切る。

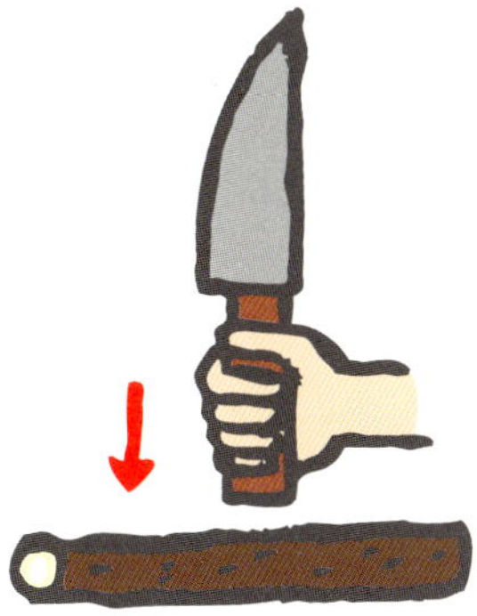

ポイント4

小房に分ける

ブロッコリーなどは、小さめの房に切り分けて、やわらかくゆでる。

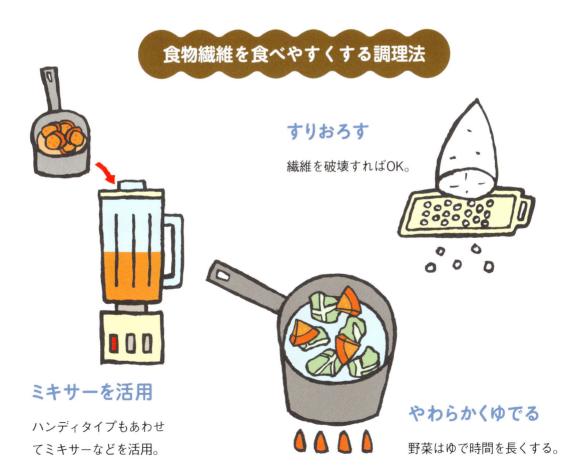

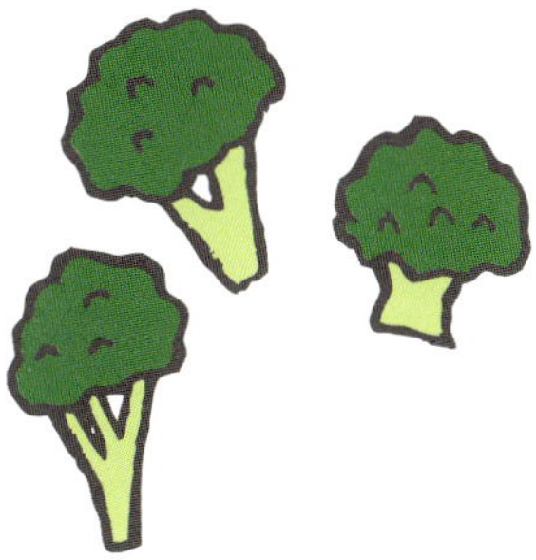

食物繊維を食べやすくする調理法

ミキサーを活用

ハンディタイプもあわせてミキサーなどを活用。

すりおろす

繊維を破壊すればOK。

やわらかくゆでる

野菜はゆで時間を長くする。

(出典)山田晴子『絵で見てわかる かみやすい飲み込みやすい食事のくふう』(女子栄養大学出版部)

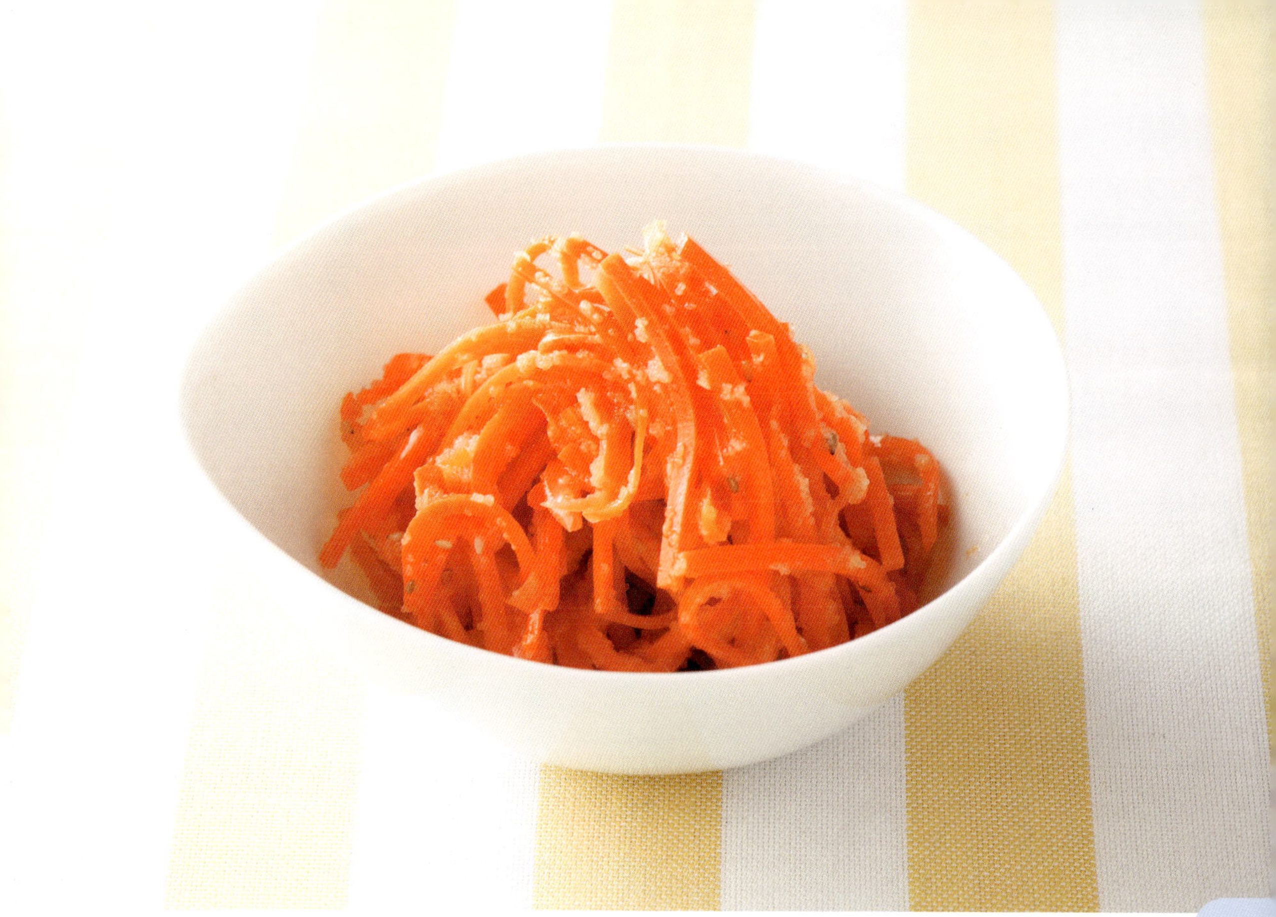

にんじん明太マヨきんぴら

材料（2人分）

にんじん		1本（150g）
ごま油		小さじ1（4g）
A	みりん	大さじ1（18g）
	しょうゆ	小さじ1（6g）
	いり白ごま	小さじ1/4（0.5g）
からし明太《めんたい》子《こ》		1/2腹（40g）
マヨネーズ		小さじ1（4g）

作り方

1 にんじんはせん切りにする。
2 からし明太子は薄皮をそぎ、マヨネーズと混ぜておく。
3 1のにんじんをごま油でいためる。やわらかくなったらAを加えてよくいためる。
4 いため上がったにんじんをさまし、さめたら2の明太マヨネーズであえる。

マヨネーズや明太子で、エネルギーも風味もアップし、にんじんが苦手な方でも食べやすいです。

1人分　E エネルギー 110kcal　P たんぱく質 5.1g　F 脂質 4.4g　C 炭水化物 11.5g　S 塩分 1.7g

きんぴらごぼう

材料（2人分）

ごぼう	80g
にんじん	40g
ごま油	小さじ1（4g）
砂糖	小さじ1（3g）
しょうゆ	小さじ2（12g）
だし汁	50mℓ
一味とうがらし	少量
いり白ごま	小さじ1（2g）

作り方

1 ごぼうとにんじんは笹がきにし、ごぼうは水にさらしておく。
2 フライパンにごま油を熱し、ごぼうとにんじんをいため、しんなりしたら、砂糖としょうゆを加え、さらにだしを加えていり煮にする。
3 煮汁がなくなってきたら、最後に一味とうがらしとごまを加えてさっと混ぜる。

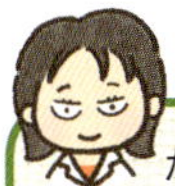

だしを加えていり煮にすることで、やわらかく仕上がります。ごぼうも笹がきにして煮ることで、食べやすくなり、食物繊維がしっかりとれます。

1人分　E エネルギー 69kcal　P たんぱく質 1.6g　F 脂質 2.6g　C 炭水化物 10.4g　S 塩分 0.9g

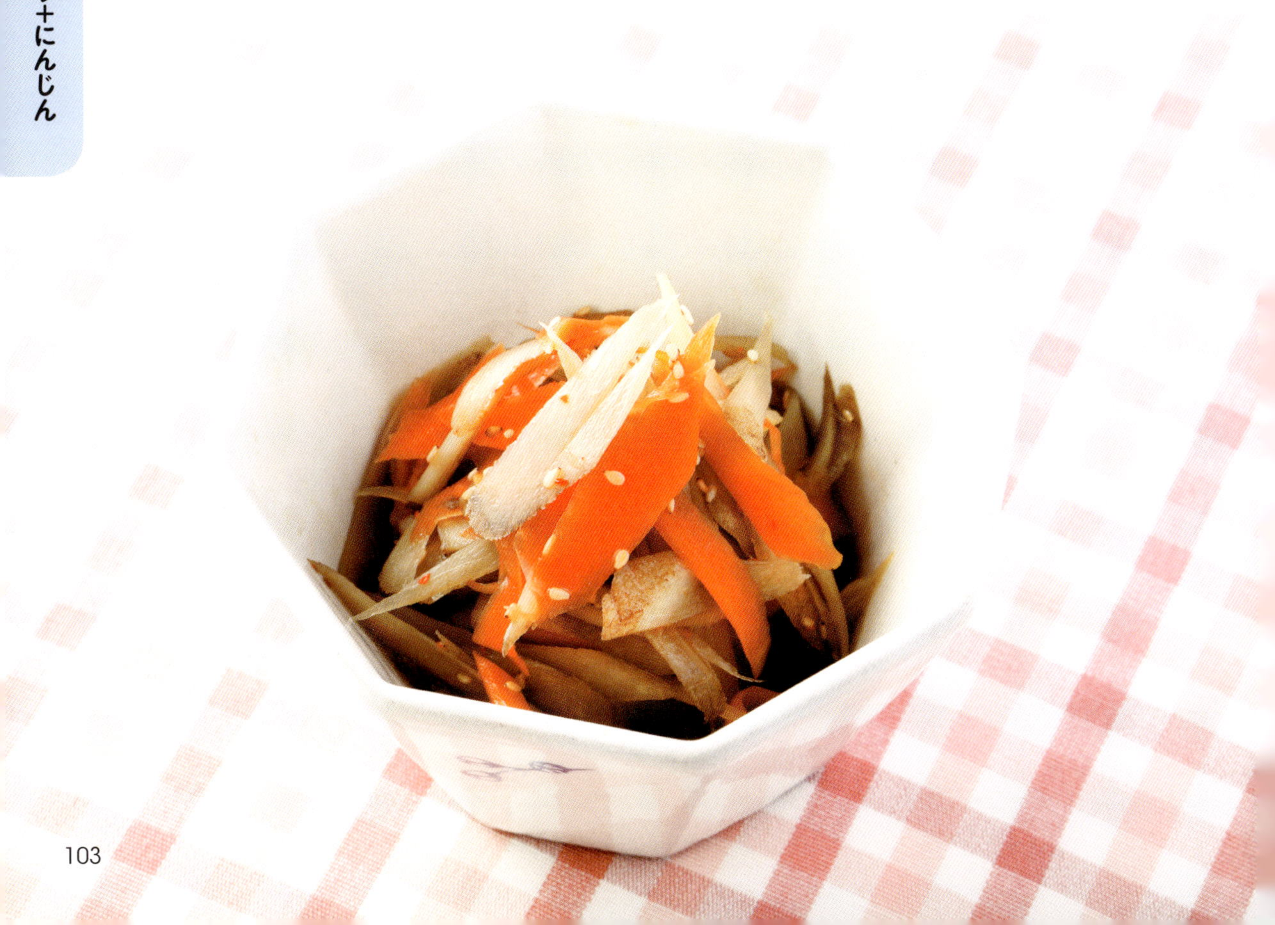

にんじんしりしり

材料（2人分）

にんじん……1本（130g）
ツナ（缶詰め：油漬け）……1缶（70g）
卵……1個（50g）
めんつゆ（市販品：3倍濃縮）
……大さじ1（21g）
ごま油……小さじ1（4g）

作り方

1 にんじんを包丁またはスライサーを使用して、せん切りにする。
2 フライパンにツナを油ごと入れ、にんじんといためる。
3 にんじんがしんなりしたら、めんつゆで味をつけ、とき卵をまわし入れる。
4 最後にごま油で香りづけをする。

にんじんに含まれるβ-カロテンは脂溶性ビタミンです。油といっしょに調理することで吸収率がぐんとアップします。

1人分 E エネルギー 180kcal P たんぱく質 10.1g F 脂質 12.2g C 炭水化物 7.3g S 塩分 1.2g

にんじん

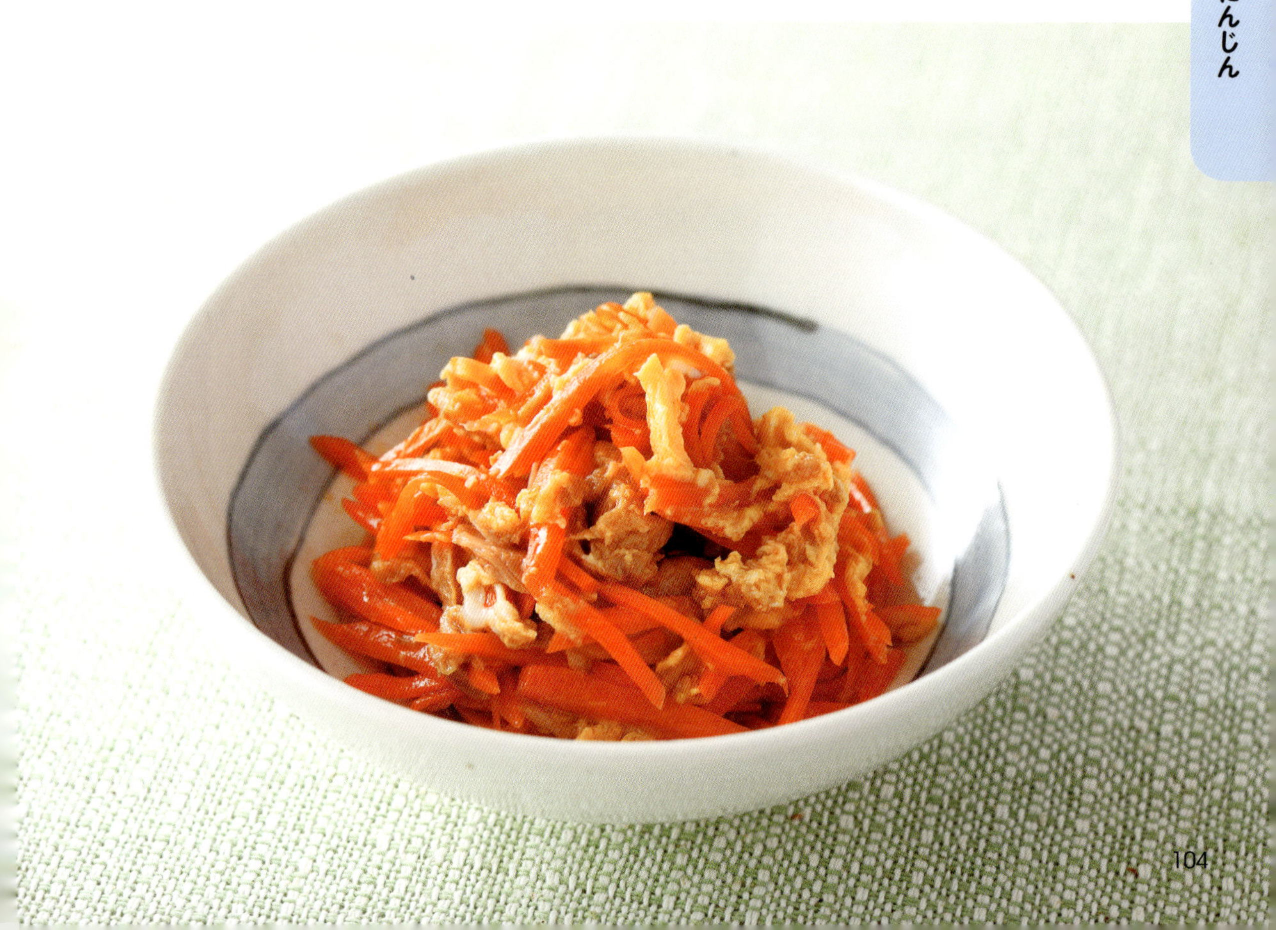

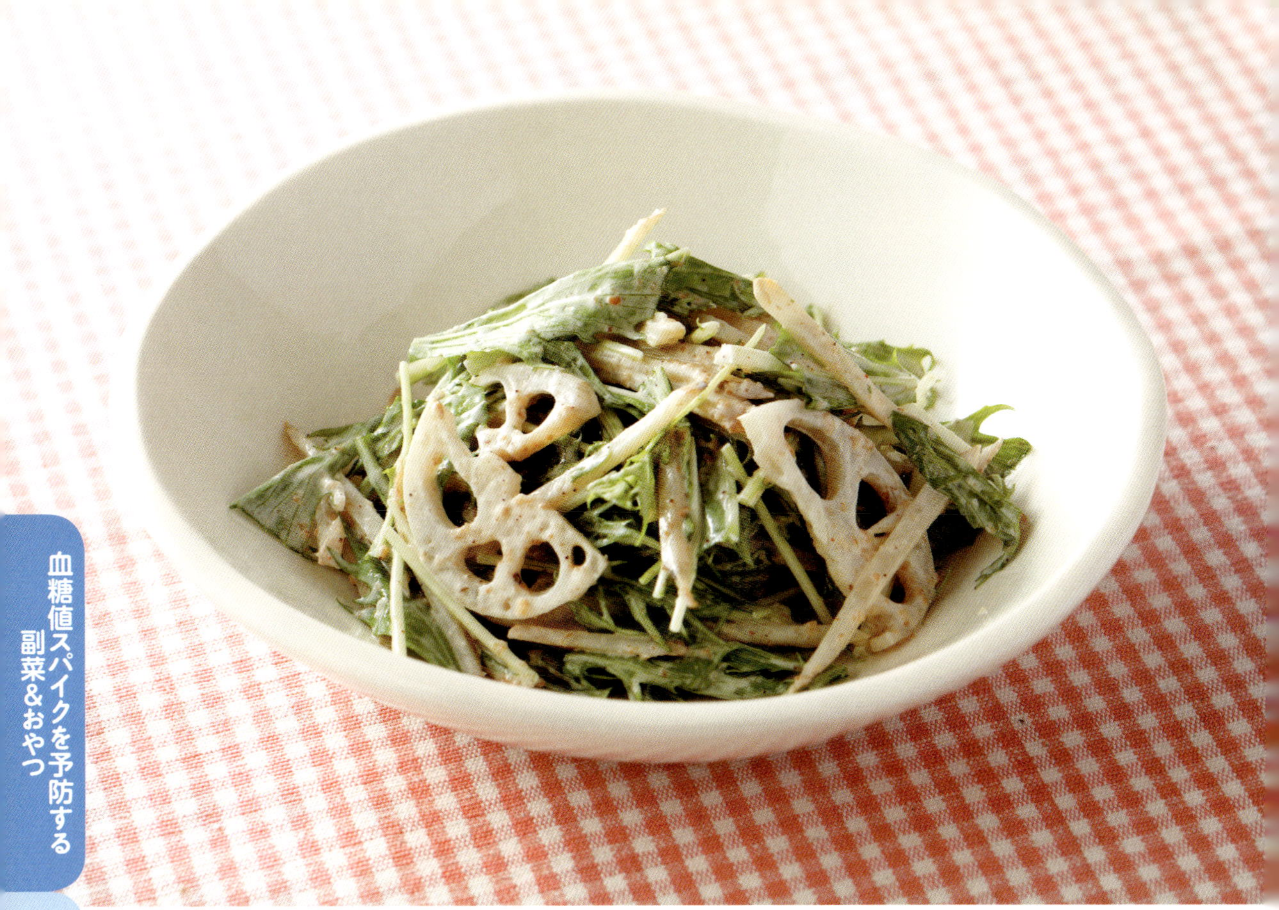

れんこんとごぼうのわさびマヨあえ

材料（2人分）

れんこん……50g
ごぼう……1/2本（50g）
水菜……1/4束（50g）
A マヨネーズ……大さじ1（12g）
　プレーンヨーグルト……小さじ2（10g）
　しょうゆ……小さじ1（6g）
　練りわさび（市販品）……小さじ1/2弱（2g）
　すり白ごま……大さじ1と1/2（9g）

作り方

1 ごぼうはせん切り、れんこんは半月またはいちょう切りにし、熱湯でさっとゆでてざるにあげておく。
2 水菜は5cm長さに切る。
3 ボールでAを混ぜ合わせ、1と2をあえる。

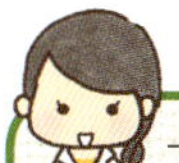

プレーンヨーグルトを加えることでマヨネーズの使用量を減らすことができ、エネルギーダウンになります。

1人分　E エネルギー 116kcal　P たんぱく質 2.9g　F 脂質 7.3g　C 炭水化物 10.1g　S 塩分 0.7g

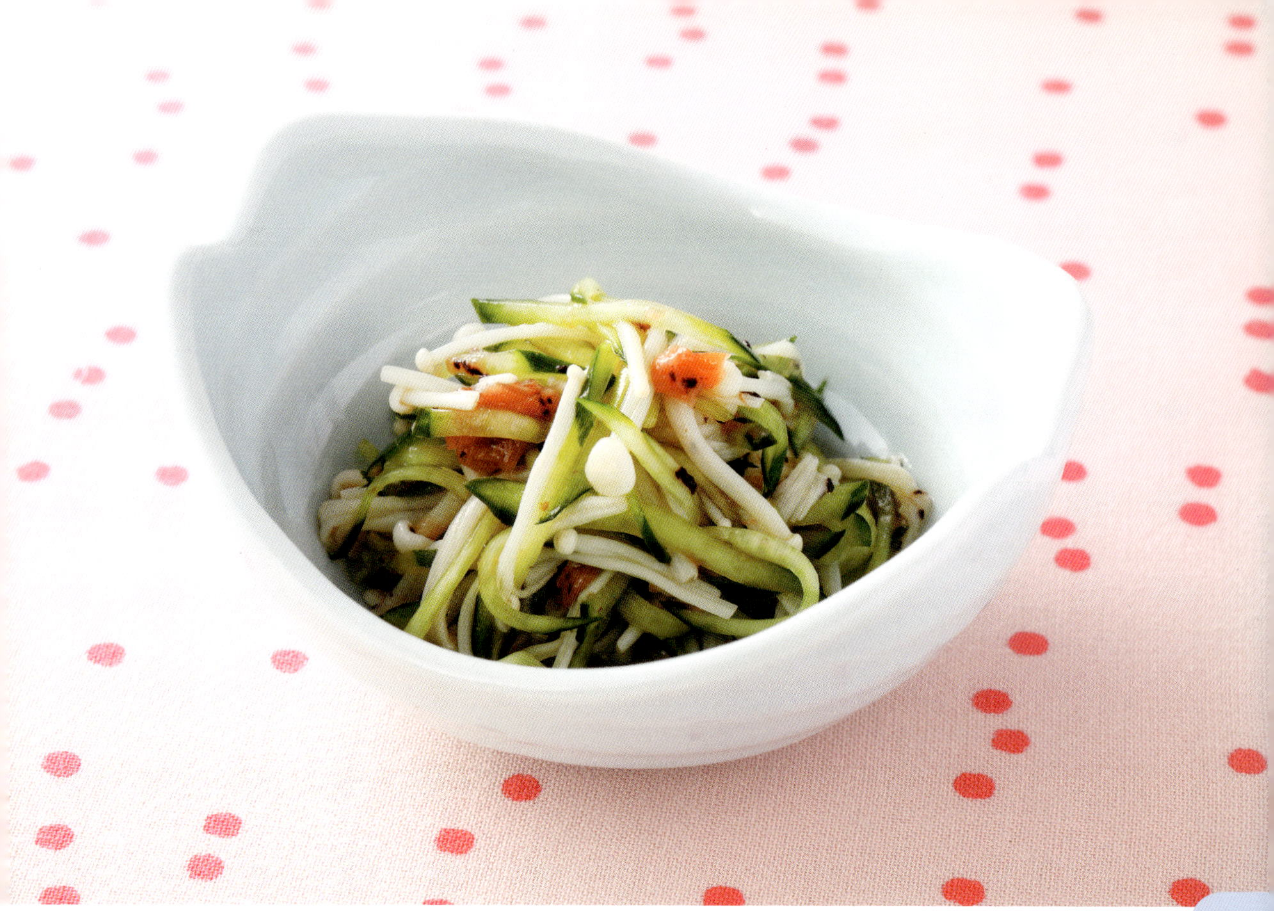

えのきたけときゅうりの梅肉あえ

材料（2人分）

- えのきたけ …… 1/2パック（50g）
- きゅうり …… 1/2本（50g）
- 塩 …… 少量（0.03g）
- 梅干し …… 1/2個（8g）
- ゆかり（商品名） …… 少量（0.5g）
- 削りガツオ …… 1/4袋（1.25g）
- めんつゆ（市販品：3倍濃縮） …… 少量（1g）

作り方

1. えのきたけは石づきをとり半分に切る。
2. 1を沸騰した湯でさっとゆで、ざるにあげてさまし、余分な水けを絞っておく。
3. きゅうりはせん切りにし、塩もみをする。
4. 梅干しは種を除き、たたいておく。
5. ゆでたえのきたけ、しっかり絞ったきゅうりに、梅干し、ゆかり、削りガツオを指でもみながら入れる。
6. めんつゆで味をととのえる。

常備菜として保存可能。梅味でさっぱりと。冷ややっこにのせてもさっぱりとしておいしいです。

1人分　E エネルギー 16kcal　P たんぱく質 1.5g　F 脂質 0.1g　C 炭水化物 3.6g　S 塩分 0.5g

きのこの和風マリネ

材料（2人分）

生しいたけ……………………2個（40g）
ぶなしめじ…………1/2パック（50g）
まいたけ……………1/2パック（50g）
えのきたけ…………1/2パック（50g）
A しょうゆ…………大さじ1（18g）
　酢……………………大さじ1/2（7.5g）
　オリーブ油……大さじ1/2（6g）
　顆粒和風だし…小さじ1強（4g）
　水…………………大さじ1（15g）
　赤とうがらし……………1本（1g）
塩………………………………少量（0.3g）

作り方

1 きのこはそれぞれ食べやすい大きさに切り、赤とうがらしは小口切りにする。
2 器にAを混ぜ合わせ、きのこ類を入れてざっくりと混ぜる。
3 ラップをして600Wの電子レンジで2分ほど加熱する。
4 塩で味をととのえる。

常備菜として保存が可能です。サラダのドレッシングとして、また、刺し身にかけてカルパッチョにも！

1人分　E エネルギー 61 kcal　P たんぱく質 3.7g　F 脂質 3.5g　C 炭水化物 7.9g　S 塩分 1.7g

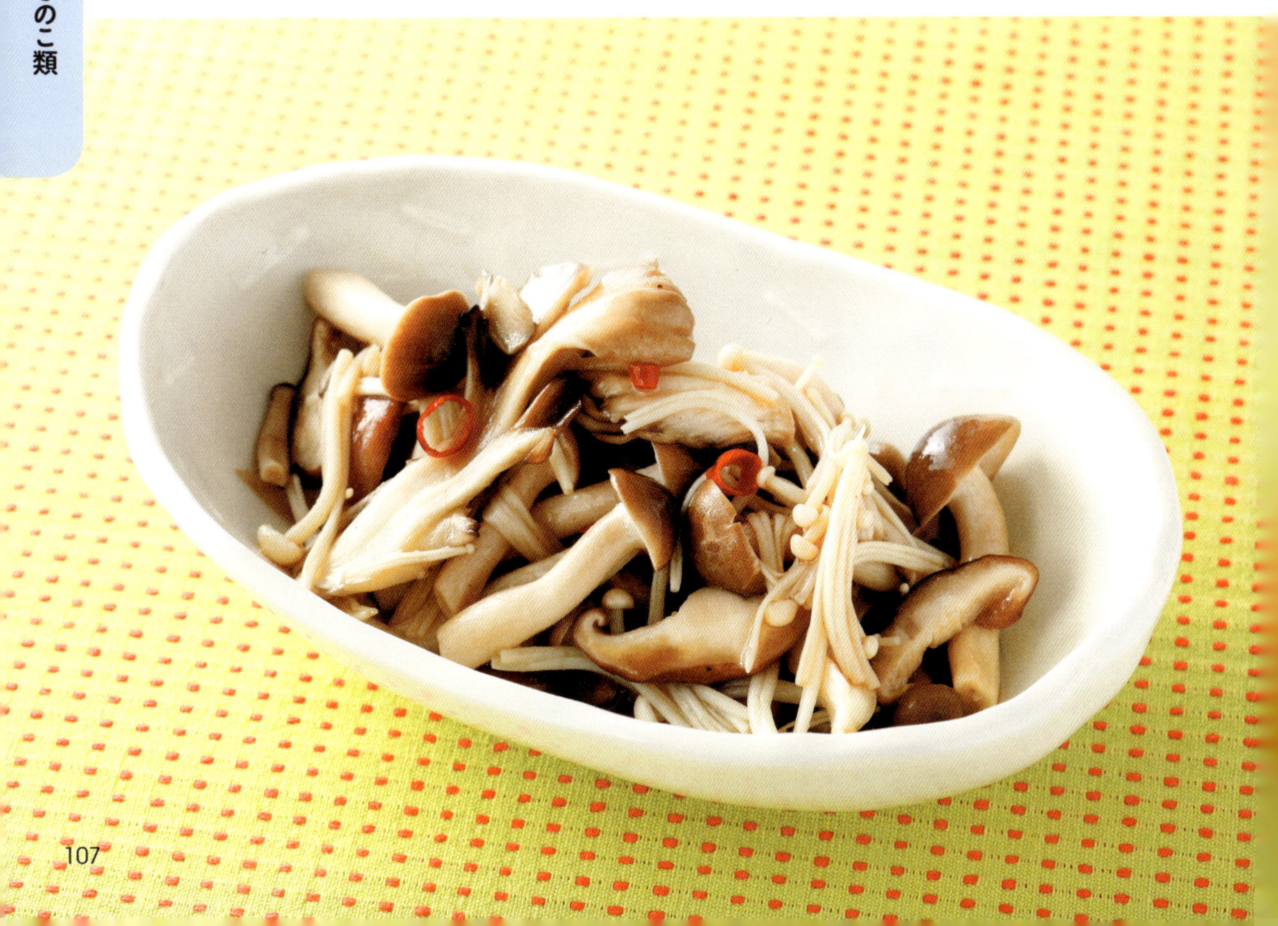

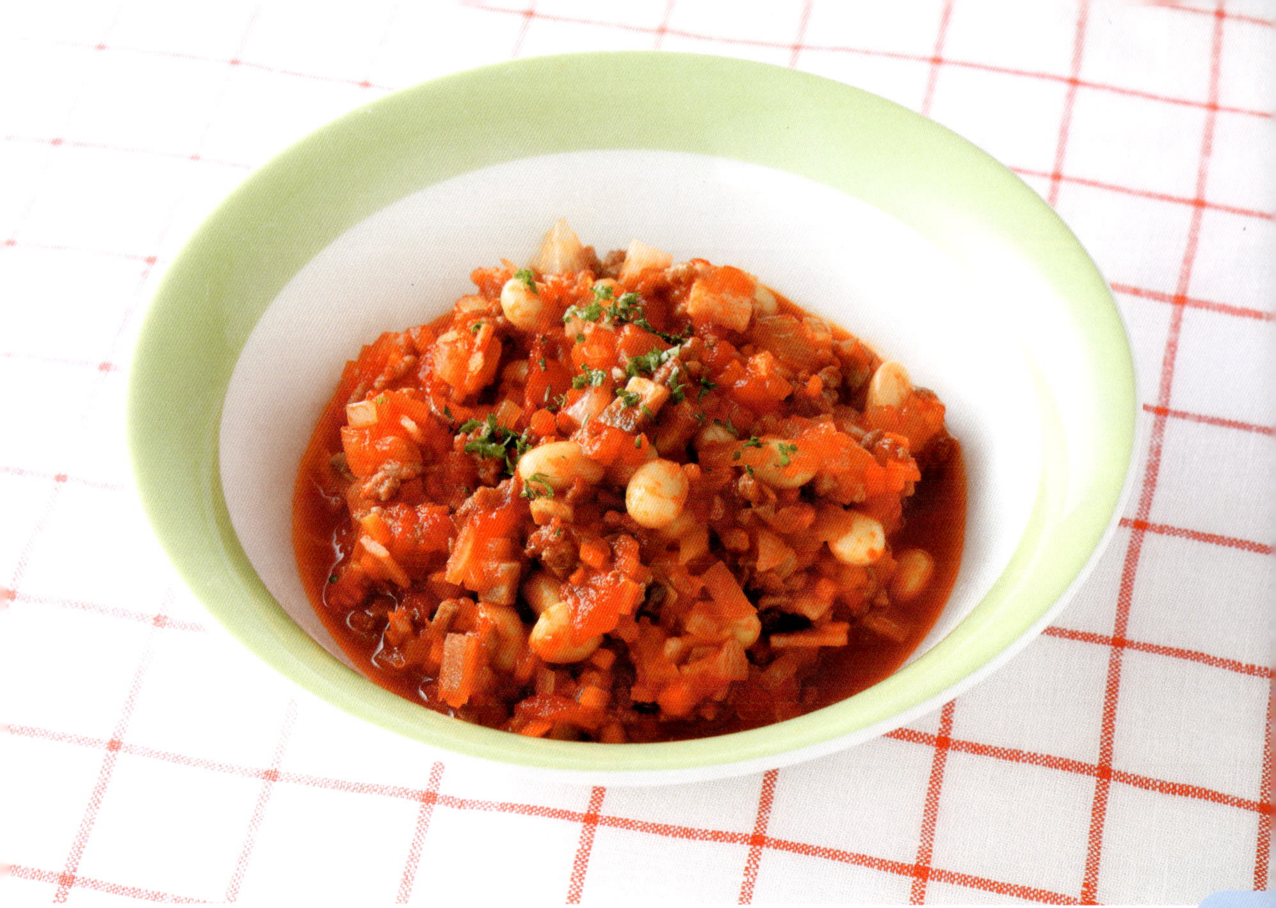

チリコンカン

大豆

材料（2人分）

大豆水煮	60g
牛豚ひき肉	80g
玉ねぎ	1/2個（100g）
にんじん	30g（1/5本）
ベーコン	1枚（20g）
マッシュルーム	20g
サラダ油	小さじ1（4g）
赤ワイン	大さじ1（15g）
トマト（缶詰め）	130g
A　コンソメ	2g
ウスターソース	大さじ1/2（9g）
トマトケチャップ	大さじ1と1/3弱（23g）
豆板醤《とうばんじゃん》	小さじ1/2弱（3g）
塩	小さじ1/2（3g）
白こしょう	少量

作り方

1 大豆水煮をざるにあけておく。
2 玉ねぎ、にんじんはみじん切り、マッシュルームは薄切り、ベーコンは1cm角に切る。
3 なべにサラダ油を熱し、ベーコン、ひき肉の順にいためる。火が通ったら赤ワインを加えていためる。
4 みじん切りにした野菜とマッシュルームを加えていためる。
5 大豆水煮とトマトをくずして加える。
6 Aを加えてさらに煮込む。
7 水分をとばして煮つめる。

大豆水煮を使用すると手間が省けます。辛さはお好みで調整してください。パンにのせてトースターで焼き、チリトーストにしてもおいしく食べられます。

1人分　E エネルギー 246kcal　P たんぱく質 14.4g　F 脂質 13.2g　C 炭水化物 16.4g　S 塩分 3.4g

五色納豆

材料(2人分)

- 納豆……50g×2パック(100g)
- マグロ刺し身……60g
- たくあん漬け……20g
- オクラ……20g
- 万能ねぎ……10g
- 刻みのり……0.5g
- 卵黄……2個分(36g)
- しょうゆ(または納豆に付属のたれ)……小さじ2(12g)

作り方

1. マグロ、たくあん漬け、オクラをあらみじんに切り、あえておく。
2. 万能ねぎは小口切りにする。
3. 器に納豆を入れ、上に1、2を盛りつけ、刻みのりと卵黄をトッピングする。
4. 納豆にしょうゆをかける。

納豆はアミノ酸スコアが高く体内で活用されやすい良質なたんぱく質を豊富に含みます。納豆を常備しておくと、1ポイント足りないときなどに重宝します。

1人分 E エネルギー 209kcal　P たんぱく質 18.8g　F 脂質 11.1g　C 炭水化物 8.3g　S 塩分 1.2g

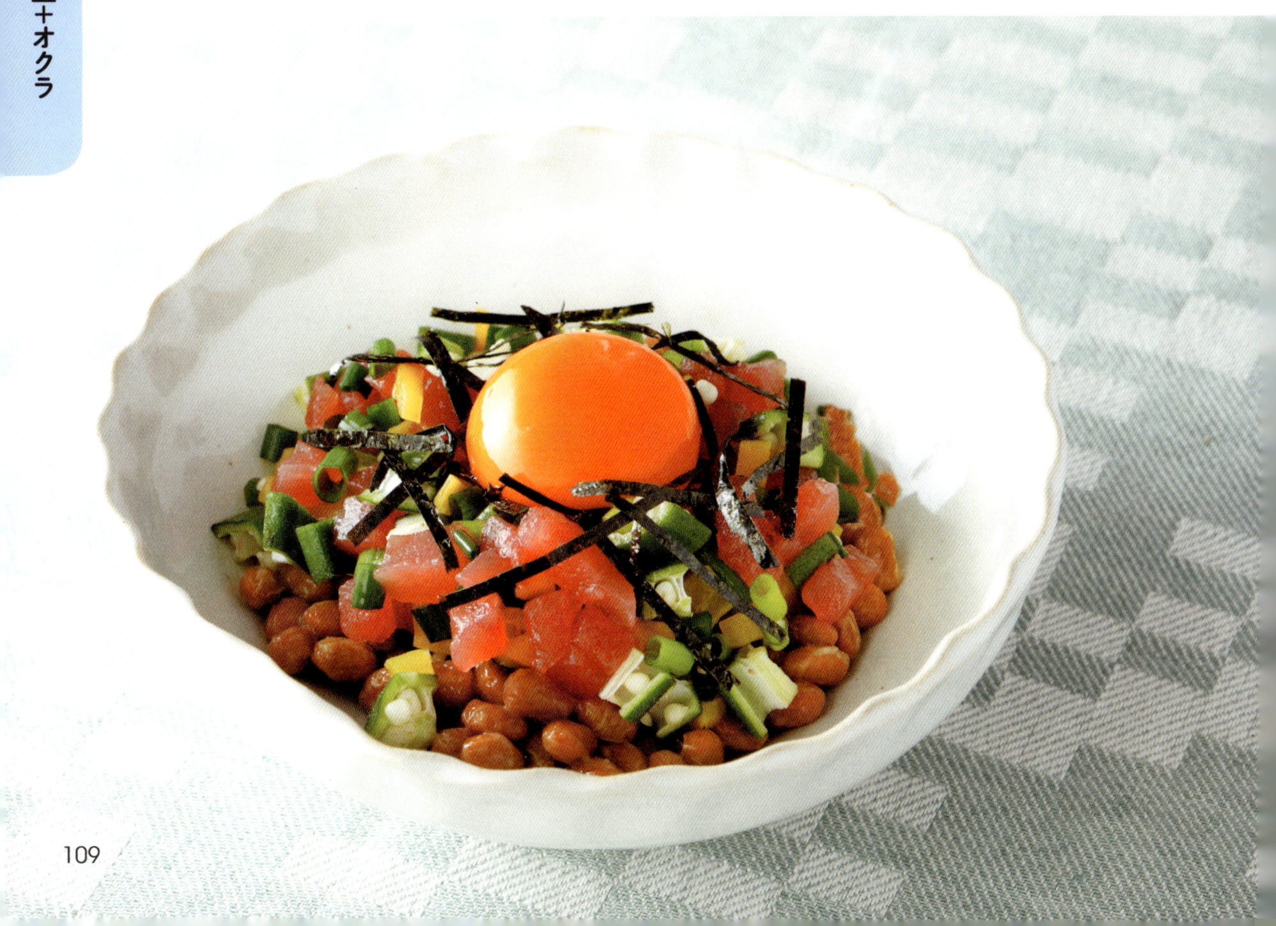

しらたきの真砂あえ

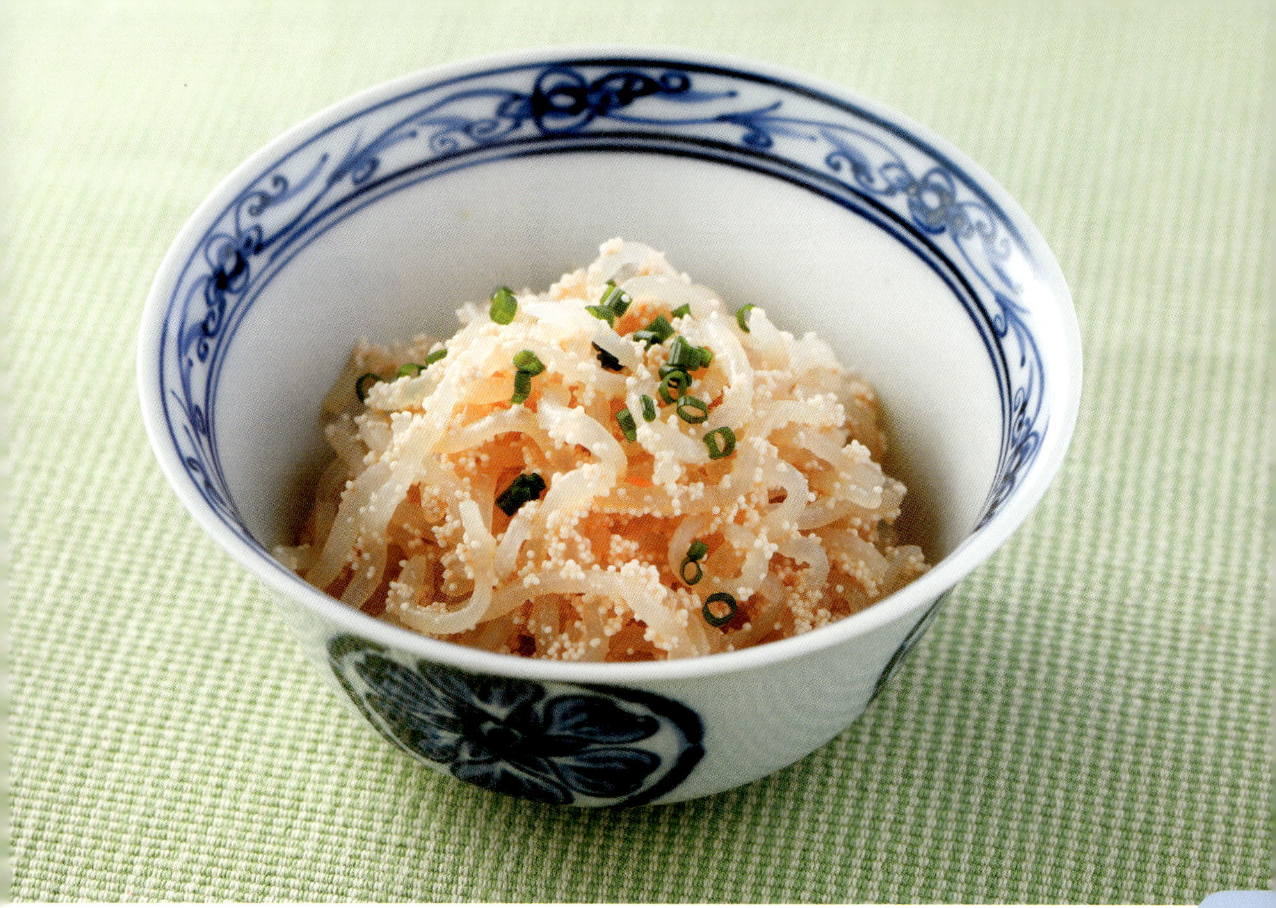

材料（2人分）

しらたき	1袋（200g）
タラコ	1/2腹（40g）
水	大さじ1（15g）
しょうゆ	小さじ1/2（3g）

作り方

1 しらたきはざるにあけて水をきり、食べやすい長さに切る。
2 タラコは薄皮をそぎ、水でほぐしておく。
3 なべで1をいためて水分をとばす。
4 3のしらたきに、2のタラコを加え、ほぐしながらいためる。
5 タラコがよく混ざったら、しょうゆを加えて、さっと火を通す。

しらたきは食物繊維、カルシウムが豊富です。豊富な食物繊維は、血糖の上昇をゆるやかにして、血糖値スパイク対策になります。しらたき自体にはエネルギーがほとんどないので、タラコと合わせて食べることで、エネルギーやたんぱく質が補えます。

1人分 E エネルギー 35kcal　P たんぱく質 5.1g　F 脂質 0.9g　C 炭水化物 3.2g　S 塩分 1.1g

わかめと切り干し大根の酢の物

材料(2人分)

カットわかめ
……3g(乾燥)→もどして30g
切り干し大根……10g
きゅうり……1/2本(50g)
塩……少量(0.5g)
みょうが……1個(10g)
ミニトマト……4個(40g)
A 酢……大さじ1(15g)
　砂糖……小さじ1(3g)
　しょうゆ……小さじ1(6g)

作り方

1 たっぷりの水で切り干し大根と乾燥わかめをもどす。
2 きゅうりは薄輪切りにし、塩をふってしんなりさせる。
3 みょうがはせん切りに、ミニトマトは半分に切る。
4 ボールにAを入れ、しっかりと絞ったわかめ、切り干し大根、きゅうりを混ぜ合わせる。
5 器に盛り、3を添える。

わかめと切り干し大根で食物繊維がいっぱい。コリコリの食感が楽しい一品です。

1人分 E エネルギー 36kcal　P たんぱく質 1.4g　F 脂質 0.1g　C 炭水化物 8.4g　S 塩分 0.9g

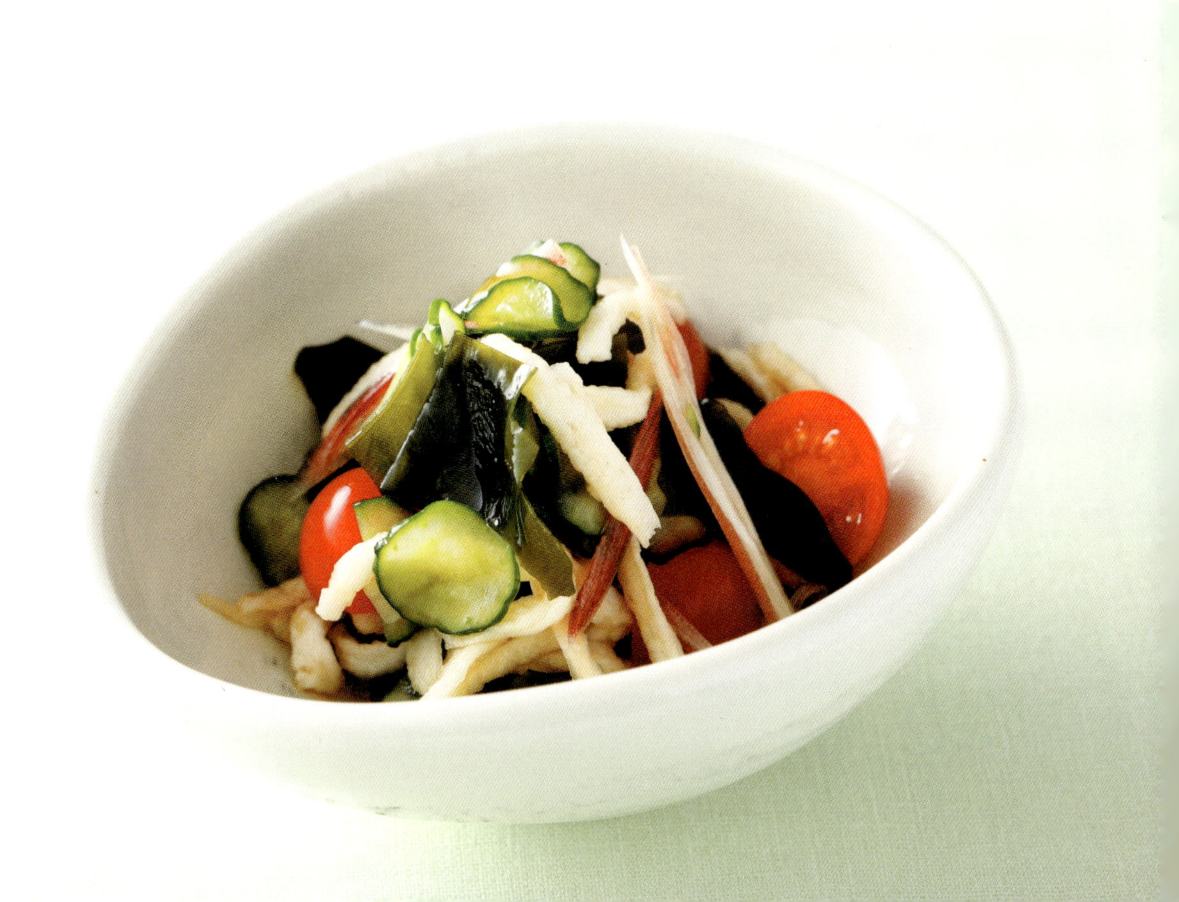

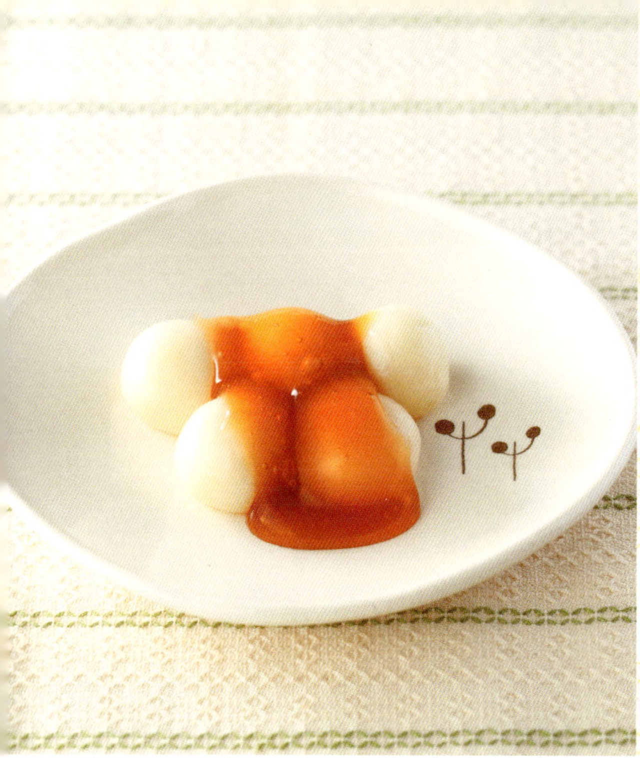

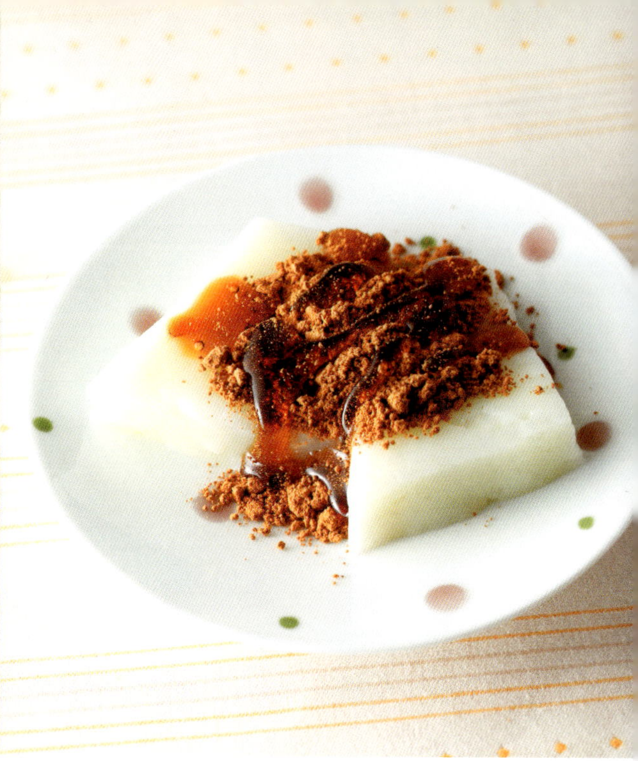

みたらし豆腐団子

材料（2人分）

●団子生地

白玉粉……40g
絹ごし豆腐……40g

●みたらしのタレ

砂糖……小さじ2（6g）
しょうゆ……大さじ1/2（9g）
かたくり粉……小さじ2（6g）
水……大さじ3（45g）

作り方

1 白玉粉と豆腐をボールでこねる。
2 なべにお湯を沸騰させ、1を団子にしてゆでる。
3 なべにみたらしのタレの材料をすべて入れ、透き通ってとろみがつくまで混ぜる。

団子には水を入れず、豆腐の水分で練り上げます。

1人分 E エネルギー 110kcal　P たんぱく質 2.6g
F 脂質 0.8g　C 炭水化物 22.3g　S 塩分 0.7g

ミルククずもち

材料（2人分）

かたくり粉……大さじ4（12g）
水……200mℓ
砂糖……小さじ1（3g）
スキムミルク……大さじ4（24g）
きな粉……14g
黒みつ……17g

作り方

1 かたくり粉と水、砂糖、スキムミルクをなべに入れて火にかけ、よく混ぜる。
2 熱いうちに、水にぬらした型に入れて、30〜60分冷やす。
3 かたまったら、きな粉と黒みつをかけて食べる。

黒みつは血糖値への影響を考えるなら使用を控え、低カロリー甘味料にかえることも考えてみましょう。

1人分 E エネルギー 157kcal　P たんぱく質 6.8g
F 脂質 1.9g　C 炭水化物 28.9g　S 塩分 0.2g

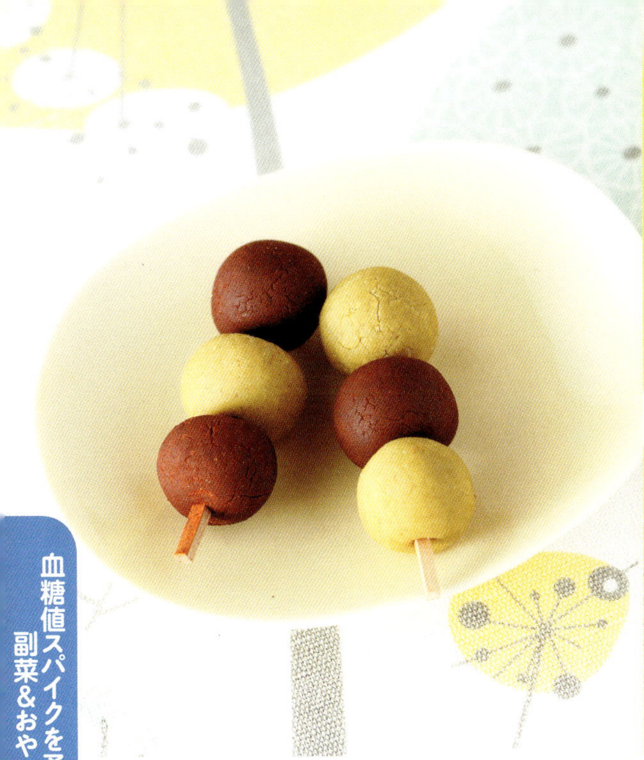

コロコロきな粉団子

材料（2人分）

長芋	25g
きな粉	20g
うぐいすきな粉	20g
低カロリー甘味料	10g
はちみつ	小さじ2（14g）

作り方

1 長芋の皮をむき、すり鉢ですって2等分する。
2 それぞれに低カロリー甘味料・はちみつを加えよく混ぜる。
3 2種類のきな粉をふるいながら加え、それぞれにもみ込む。
4 12等分して丸め、3個ずつ、つまようじに刺す。

大豆イソフラボンたっぷりのきな粉を使用。火を使わずにできるおいしい団子です。

1人分　E エネルギー 119kcal　P たんぱく質 7.8g
F 脂質 5.2g　C 炭水化物 13.0g　S 塩分 0.0g

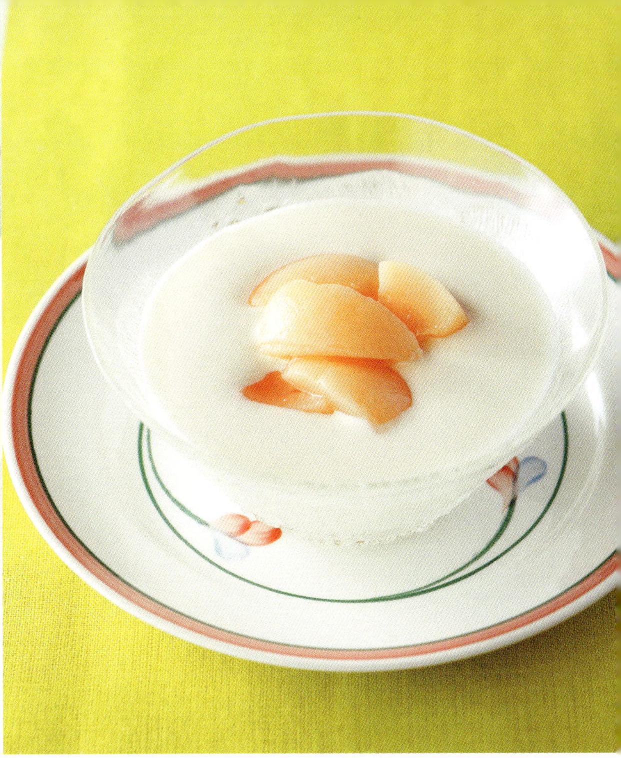

桃のスキムミルクヨーグルト添え

材料（2人分）

白桃（缶詰め）	1個分（60g）
スキムミルク	大さじ4（24g）
プレーンヨーグルト	200g

作り方

1 桃を食べやすい大きさに切り、器に盛る。
2 プレーンヨーグルトにスキムミルクを混ぜ合わせ、1に添える。

手軽にカルシウムをとることができます。

1人分　E エネルギー 131kcal　P たんぱく質 7.8g
F 脂質 3.2g　C 炭水化物 17.5g　S 塩分 0.3g

栄養成分値一覧

●文部科学省『日本食品標準成分表2015年版（七訂）』に基づいて算出しています。同書に記載のない食品は、それに近い食品（代用品）の数値で算出しました。●栄養成分値は1人分（1回分）あたりの値です。●市販品はメーカーから公表された成分値のみ合計しています。

料理名	掲載ページ	エネルギー (kcal)	たんぱく質 (g)	脂質 (g)	炭水化物 (g)	カリウム (mg)	カルシウム (mg)	鉄 (mg)	ビタミンA (µg)	ビタミンD (µg)	ビタミンB_1 (mg)	ビタミンB_2 (mg)	葉酸 (µg)	パントテン酸 (mg)	ビタミンC (mg)	n-3系多価不飽和脂肪酸 (g)	コレステロール (mg)	食物繊維 (g)	食塩相当量 (g)
基本の洋朝食献立																			
ハムとほうれん草の巣ごもり卵	27	128	13.9	6.1	4.0	272	70	1.6	320	1.1	0.24	0.31	83	0.94	26	0.41	222	1.6	1.6
フレッシュサラダ	27	50	0.7	3.8	3.9	195	15	0.2	31	0.0	0.04	0.02	37	0.21	11	1.64	0	1.0	0.3
牛乳	27	134	6.6	7.6	9.6	300	220	0.0	76	0.6	0.08	0.30	10	1.10	2	0.24	24	0.0	0.2
食パン	27	175	4.5	3.0	31.2	58	17	0.4	0	0.0	0.04	0.02	19	0.28	0	0.59	0	1.4	0.8
朝食合計		**487**	**25.7**	**20.5**	**48.7**	**825**	**322**	**2.2**	**427**	**1.7**	**0.40**	**0.65**	**149**	**2.53**	**39**	**2.88**	**246**	**4.0**	**2.9**
基本の和朝食献立																			
アジの開き	29	137	16.2	7.1	0.7	283	32	0.7	0	2.4	0.08	0.12	10	0.67	2	1.43	58	0.2	1.4
キャベツのゆかりあえ	29	15	0.8	0.1	3.4	118	25	0.2	41	0.0	0.02	0.02	41	0.13	21	0.01	0	1.1	0.5
なすと玉ねぎのみそ汁	29	29	1.4	0.4	5.6	148	18	0.4	3	0.0	0.03	0.03	21	0.18	4	0.22	1	1.6	0.7
牛乳	29	134	6.6	7.6	9.6	300	220	0.0	76	0.6	0.08	0.30	10	1.10	2	0.24	24	0.0	0.2
ごはん	29	193	3.3	0.5	41.9	48	3	0.4	0	0.0	0.04	0.01	6	0.36	0	0.17	0	0.3	0.0
朝食合計		**508**	**28.3**	**15.7**	**61.2**	**897**	**298**	**1.7**	**120**	**3.0**	**0.25**	**0.48**	**88**	**2.44**	**29**	**2.07**	**83**	**3.2**	**2.8**
1日目の昼夕献立																			
昼食																			
ミートローフ	31	292	23.5	13.8	16.2	519	43	1.7	31	0.3	0.33	0.30	25	1.52	6	0.90	121	1.4	1.9
白菜としめじのいため煮	31	44	1.7	2.2	5.9	273	31	0.4	6	0.2	0.06	0.07	51	0.40	13	0.88	0	1.8	0.5
キャベツの甘酢あえ	31	17	0.6	0.1	4.1	89	18	0.1	22	0.0	0.02	0.01	32	0.10	17	0.01	0	0.8	0.3
キウイ	31	45	0.9	0.1	11.5	247	28	0.3	5	0.0	0.01	0.02	31	0.25	59	0.05	0	2.1	0.0
ごはん	31	193	3.3	0.5	41.9	48	3	0.4	0	0.0	0.04	0.01	6	0.36	0	0.17	0	0.3	0.0
昼食合計		**591**	**30.0**	**16.7**	**79.6**	**1176**	**123**	**2.9**	**64**	**0.5**	**0.46**	**0.41**	**145**	**2.63**	**95**	**2.01**	**121**	**6.4**	**2.7**
夕食																			
サバのみそ煮	33	246	18.2	13.9	9.5	379	27	1.5	32	4.1	0.19	0.27	35	0.62	5	2.39	49	1.1	1.7
かぶ・にんじん・いんげん豆の煮物	33	60	2.0	2.3	9.6	395	29	0.5	212	0.2	0.09	0.09	49	0.49	14	0.86	0	2.8	0.5
白菜の磯あえ	33	14	1.0	0.1	2.9	189	32	0.3	17	0.0	0.02	0.03	52	0.18	14	0.03	0	1.1	0.2
ごはん	33	193	3.3	0.5	41.9	48	3	0.4	0	0.0	0.04	0.01	6	0.36	0	0.17	0	0.3	0.0
夕食合計		**513**	**24.5**	**16.8**	**63.9**	**1011**	**91**	**2.7**	**261**	**4.3**	**0.34**	**0.40**	**142**	**1.65**	**33**	**3.45**	**49**	**5.3**	**2.4**
1日目昼・夕合計		**1104**	**54.5**	**33.5**	**143.5**	**2187**	**214**	**5.6**	**325**	**4.8**	**0.80**	**0.81**	**287**	**4.28**	**128**	**5.46**	**170**	**11.7**	**5.1**

2日目の昼夕献立

昼食

料理名	掲載ページ	エネルギー (kcal)	たんぱく質 (g)	脂質 (g)	炭水化物 (g)	カリウム (mg)	カルシウム (mg)	鉄 (mg)	ビタミンA (μg)	ビタミンD (μg)	ビタミンB_1 (mg)	ビタミンB_2 (mg)	葉酸 (μg)	パントテン酸 (mg)	ビタミンC (mg)	n-3系多価不飽和脂肪酸 (g)	コレステロール (mg)	食物繊維 (g)	食塩相当量 (g)
サワラの香味焼き いんげん豆のソテー添え	35	230	18.0	14.3	5.9	515	80	1.3	17	5.6	0.11	0.32	27	1.05	3	3.29	48	1.4	1.1
小松菜と油揚げの煮物	35	49	3.4	2.0	5.4	429	119	2.0	156	0.2	0.10	0.13	75	0.43	23	0.77	0	2.1	0.7
かぶの甘酢あえ	35	15	0.3	0.0	3.6	113	10	0.1	0	0.0	0.01	0.01	19	0.10	8	0.00	0	0.6	0.3
オレンジ	35	31	0.8	0.1	7.8	112	17	0.2	8	0.0	0.08	0.02	26	0.29	32	0.00	0	0.6	0.0
ごはん	35	193	3.3	0.5	41.9	48	3	0.4	0	0.0	0.04	0.01	6	0.36	0	0.17	0	0.3	0.0
昼食合計		**518**	**25.8**	**16.9**	**64.6**	**1217**	**229**	**4.0**	**181**	**5.8**	**0.34**	**0.49**	**153**	**2.23**	**66**	**4.23**	**48**	**5.0**	**2.1**

夕食

料理名	掲載ページ	エネルギー (kcal)	たんぱく質 (g)	脂質 (g)	炭水化物 (g)	カリウム (mg)	カルシウム (mg)	鉄 (mg)	ビタミンA (μg)	ビタミンD (μg)	ビタミンB_1 (mg)	ビタミンB_2 (mg)	葉酸 (μg)	パントテン酸 (mg)	ビタミンC (mg)	n-3系多価不飽和脂肪酸 (g)	コレステロール (mg)	食物繊維 (g)	食塩相当量 (g)
鶏もも肉のソテー ピーマンとしめじのソテー添え	37	241	14.6	17.6	4.3	380	7	0.7	37	0.5	0.13	0.17	22	0.92	14	3.99	71	1.3	1.0
ツナサラダ (レタス、きゅうり)	37	91	6.9	6.2	2.0	223	14	0.3	19	0.1	0.03	0.02	38	0.19	4	2.41	16	0.7	0.5
白菜の浅漬け	37	8	0.4	0.0	1.9	91	17	0.1	3	0.0	0.01	0.01	24	0.10	8	0.01	0	0.5	0.3
ごはん	37	193	3.3	0.5	41.9	48	3	0.4	0	0.0	0.04	0.01	6	0.36	0	0.17	0	0.3	0.0
夕食合計		**533**	**25.2**	**24.3**	**50.1**	**742**	**41**	**1.5**	**59**	**0.6**	**0.21**	**0.21**	**90**	**1.57**	**26**	**6.58**	**87**	**2.8**	**1.8**
2日目昼・夕合計		**1051**	**51.0**	**41.2**	**114.7**	**1959**	**270**	**5.5**	**240**	**6.4**	**0.55**	**0.70**	**243**	**3.80**	**92**	**10.81**	**135**	**7.8**	**3.9**

3日目の昼夕献立

昼食

料理名	掲載ページ	エネルギー (kcal)	たんぱく質 (g)	脂質 (g)	炭水化物 (g)	カリウム (mg)	カルシウム (mg)	鉄 (mg)	ビタミンA (μg)	ビタミンD (μg)	ビタミンB_1 (mg)	ビタミンB_2 (mg)	葉酸 (μg)	パントテン酸 (mg)	ビタミンC (mg)	n-3系多価不飽和脂肪酸 (g)	コレステロール (mg)	食物繊維 (g)	食塩相当量 (g)
豆腐のそぼろあんかけ	39	221	18.0	10.1	14.0	502	150	1.9	114	0.1	0.18	0.15	40	0.63	17	4.40	31	2.1	1.5
もやしとわかめの酢の物	39	55	3.4	3.5	3.2	44	40	0.5	1	0.0	0.02	0.03	20	0.16	4	1.36	0	0.8	0.6
きゅうりの浅漬け	39	7	0.3	0.0	1.4	62	8	0.1	11	0.0	0.01	0.01	8	0.10	4	0.00	0	0.4	0.3
バナナ	39	57	0.7	0.1	14.9	238	4	0.2	3	0.0	0.03	0.03	17	0.29	11	0.00	0	0.7	0.0
ごはん	39	193	3.3	0.5	41.9	48	3	0.4	0	0.0	0.04	0.01	6	0.36	0	0.17	0	0.3	0.0
昼食合計		**533**	**25.7**	**14.2**	**75.4**	**894**	**205**	**3.1**	**129**	**0.1**	**0.28**	**0.23**	**91**	**1.54**	**36**	**5.93**	**31**	**4.3**	**2.4**

夕食

料理名	掲載ページ	エネルギー (kcal)	たんぱく質 (g)	脂質 (g)	炭水化物 (g)	カリウム (mg)	カルシウム (mg)	鉄 (mg)	ビタミンA (μg)	ビタミンD (μg)	ビタミンB_1 (mg)	ビタミンB_2 (mg)	葉酸 (μg)	パントテン酸 (mg)	ビタミンC (mg)	n-3系多価不飽和脂肪酸 (g)	コレステロール (mg)	食物繊維 (g)	食塩相当量 (g)
サケのムニエル しめじのソテー添え	41	227	19.8	10.8	11.9	415	16	0.7	30	25.8	0.17	0.22	26	1.31	1	2.56	56	1.2	1.6
なすとピーマンのいため煮	41	50	1.4	2.1	7.0	213	15	0.4	15	0.0	0.04	0.04	28	0.30	25	0.84	1	2.0	0.5
小松菜のからしあえ	41	12	1.2	0.2	2.0	313	103	1.9	156	0.0	0.06	0.08	67	0.21	23	0.05	0	1.1	0.5
ごはん	41	193	3.3	0.5	41.9	48	3	0.4	0	0.0	0.04	0.01	6	0.36	0	0.17	0	0.3	0.0
夕食合計		**482**	**25.7**	**13.6**	**62.8**	**989**	**137**	**3.4**	**201**	**25.8**	**0.31**	**0.35**	**127**	**2.18**	**49**	**3.62**	**57**	**4.6**	**2.6**
3日目昼・夕合計		**1015**	**51.4**	**27.8**	**138.2**	**1883**	**342**	**6.5**	**330**	**25.9**	**0.59**	**0.58**	**218**	**3.72**	**85**	**9.55**	**88**	**8.9**	**5.0**

4日目の昼夕献立

昼 食

料理名	掲載ページ	エネルギー (kcal)	たんぱく質 (g)	脂質 (g)	炭水化物 (g)	カリウム (mg)	カルシウム (mg)	鉄 (mg)	ビタミンA (μg)	ビタミンD (μg)	ビタミンB_1 (mg)	ビタミンB_2 (mg)	葉酸 (μg)	パントテン酸 (mg)	ビタミンC (mg)	n-3系多価不飽和脂肪酸 (g)	コレステロール (mg)	食物繊維 (g)	食塩相当量 (g)
月見うどん	43	339	15.0	5.9	54.0	302	83	2.1	272	0.9	0.12	0.32	88	1.11	11	0.40	210	3.2	4.8
かぶとにんじんの肉みそかけ	43	161	11.5	6.9	13.0	445	28	0.8	146	0.1	0.10	0.14	43	0.77	14	2.16	44	1.6	1.4
キウイ	43	45	0.9	0.1	11.5	247	28	0.3	5	0.0	0.01	0.02	31	0.25	59	0.05	0	2.1	0.0
昼食合計		**545**	**27.4**	**12.9**	**78.5**	**994**	**139**	**3.2**	**423**	**1.0**	**0.23**	**0.48**	**162**	**2.13**	**84**	**2.61**	**254**	**6.9**	**6.2**

夕 食

料理名	掲載ページ	エネルギー (kcal)	たんぱく質 (g)	脂質 (g)	炭水化物 (g)	カリウム (mg)	カルシウム (mg)	鉄 (mg)	ビタミンA (μg)	ビタミンD (μg)	ビタミンB_1 (mg)	ビタミンB_2 (mg)	葉酸 (μg)	パントテン酸 (mg)	ビタミンC (mg)	n-3系多価不飽和脂肪酸 (g)	コレステロール (mg)	食物繊維 (g)	食塩相当量 (g)
豚肉と野菜のソテー	45	260	18.0	13.6	13.6	492	29	0.7	119	0.1	0.64	0.16	17	1.08	18	2.69	49	1.8	1.1
ツナサラダ (キャベツ、トマト)	45	78	7.0	3.9	4.5	278	22	0.7	20	1.4	0.07	0.04	41	0.25	23	1.66	10	1.1	0.5
ごはん	45	193	3.3	0.5	41.9	48	3	0.4	0	0.0	0.04	0.01	6	0.36	0	0.17	0	0.3	0.0
夕食合計		**531**	**28.3**	**18.0**	**60.0**	**818**	**54**	**1.8**	**139**	**1.5**	**0.75**	**0.21**	**64**	**1.69**	**41**	**4.52**	**59**	**3.2**	**1.6**
4日目昼・夕合計		1076	55.7	30.9	138.5	1812	193	5.0	562	2.5	0.98	0.69	226	3.82	125	7.13	313	10.1	7.8

5日目の昼夕献立

昼 食

料理名	掲載ページ	エネルギー (kcal)	たんぱく質 (g)	脂質 (g)	炭水化物 (g)	カリウム (mg)	カルシウム (mg)	鉄 (mg)	ビタミンA (μg)	ビタミンD (μg)	ビタミンB_1 (mg)	ビタミンB_2 (mg)	葉酸 (μg)	パントテン酸 (mg)	ビタミンC (mg)	n-3系多価不飽和脂肪酸 (g)	コレステロール (mg)	食物繊維 (g)	食塩相当量 (g)
麻婆豆腐	47	278	18.8	16.6	12.2	475	145	2.0	7	0.1	0.39	0.17	38	0.58	4	5.82	27	1.5	2.7
ほうれん草のナムル	47	64	3.1	3.7	6.0	189	80	0.9	304	0.0	0.07	0.11	78	0.29	14	0.82	0	2.5	0.6
オレンジ	47	31	0.8	0.1	7.8	112	17	0.2	8	0.0	0.08	0.02	26	0.29	32	0.00	0	0.6	0.0
ごはん	47	193	3.3	0.5	41.9	48	3	0.4	0	0.0	0.04	0.01	6	0.36	0	0.17	0	0.3	0.0
昼食合計		**566**	**26.0**	**20.9**	**67.9**	**824**	**245**	**3.5**	**319**	**0.1**	**0.58**	**0.31**	**148**	**1.52**	**50**	**6.81**	**27**	**4.9**	**3.3**

夕 食

料理名	掲載ページ	エネルギー (kcal)	たんぱく質 (g)	脂質 (g)	炭水化物 (g)	カリウム (mg)	カルシウム (mg)	鉄 (mg)	ビタミンA (μg)	ビタミンD (μg)	ビタミンB_1 (mg)	ビタミンB_2 (mg)	葉酸 (μg)	パントテン酸 (mg)	ビタミンC (mg)	n-3系多価不飽和脂肪酸 (g)	コレステロール (mg)	食物繊維 (g)	食塩相当量 (g)
ギンダラの西京焼き	49	212	11.8	15.2	4.7	303	19	0.5	1200	2.8	0.04	0.09	3	0.17	0	1.44	40	0.5	1.0
小松菜とささ身のからしあえ	49	53	10.2	0.5	1.8	431	87	1.5	132	0.0	0.08	0.11	60	1.41	20	0.09	27	1.0	0.5
きゅうりの浅漬け	49	8	0.4	0.0	1.7	80	10	0.1	11	0.0	0.01	0.01	10	0.13	6	0.00	0	0.4	0.3
ごはん	49	193	3.3	0.5	41.9	48	3	0.4	0	0.0	0.04	0.01	6	0.36	0	0.17	0	0.3	0.0
夕食合計		**466**	**25.7**	**16.2**	**50.1**	**862**	**119**	**2.5**	**1343**	**2.8**	**0.17**	**0.22**	**79**	**2.07**	**26**	**1.70**	**67**	**2.2**	**1.8**
5日目昼・夕合計		1032	51.7	37.1	118.0	1686	364	6.0	1662	2.9	0.75	0.53	227	3.59	76	8.51	94	7.1	5.1

料理名	掲載ページ	エネルギー (kcal)	たんぱく質 (g)	脂質 (g)	炭水化物 (g)	カリウム (mg)	カルシウム (mg)	鉄 (mg)	ビタミンA (μg)	ビタミンD (μg)	ビタミンB$_1$ (mg)	ビタミンB$_2$ (mg)	葉酸 (μg)	パントテン酸 (mg)	ビタミンC (mg)	n-3系多価不飽和脂肪酸 (g)	コレステロール (mg)	食物繊維 (g)	食塩相当量 (g)

6日目の昼夕献立

昼食

料理名	掲載ページ	エネルギー (kcal)	たんぱく質 (g)	脂質 (g)	炭水化物 (g)	カリウム (mg)	カルシウム (mg)	鉄 (mg)	ビタミンA (μg)	ビタミンD (μg)	ビタミンB$_1$ (mg)	ビタミンB$_2$ (mg)	葉酸 (μg)	パントテン酸 (mg)	ビタミンC (mg)	n-3系多価不飽和脂肪酸 (g)	コレステロール (mg)	食物繊維 (g)	食塩相当量 (g)
野菜の中華いため	51	230	15.6	13.4	11.8	654	59	0.9	186	0.1	0.53	0.19	97	1.21	47	3.27	37	3.7	2.3
フレッシュサラダ(レタス、トマト)	51	29	3.8	0.2	3.4	211	12	0.5	24	0.7	0.06	0.03	33	0.19	8	0.08	5	0.8	0.5
りんご	51	63	0.1	0.2	17.1	132	3	0.1	1	0.0	0.02	0.00	2	0.03	4	0.03	0	1.5	0.0
ごはん	51	193	3.3	0.5	41.9	48	3	0.4	0	0.0	0.04	0.01	6	0.36	0	0.17	0	0.3	0.0
昼食合計		515	22.8	14.3	74.2	1045	77	1.9	211	0.8	0.65	0.23	138	1.79	59	3.55	42	6.3	2.8

夕食

料理名	掲載ページ	エネルギー (kcal)	たんぱく質 (g)	脂質 (g)	炭水化物 (g)	カリウム (mg)	カルシウム (mg)	鉄 (mg)	ビタミンA (μg)	ビタミンD (μg)	ビタミンB$_1$ (mg)	ビタミンB$_2$ (mg)	葉酸 (μg)	パントテン酸 (mg)	ビタミンC (mg)	n-3系多価不飽和脂肪酸 (g)	コレステロール (mg)	食物繊維 (g)	食塩相当量 (g)
サワラの照り焼き	53	181	16.8	9.8	3.6	428	13	0.8	10	5.6	0.08	0.30	9	0.97	0	2.46	48	0.0	1.5
肉じゃが	53	182	8.6	7.7	19.7	485	22	0.5	174	0.0	0.31	0.09	27	0.76	23	2.05	19	2.1	1.0
小松菜とえのきたけのポン酢しょうゆあえ	53	15	1.7	0.2	3.6	347	86	1.7	130	0.2	0.11	0.11	75	0.52	20	0.06	0	1.9	0.5
ごはん	53	193	3.3	0.5	41.9	48	3	0.4	0	0.0	0.04	0.01	6	0.36	0	0.17	0	0.3	0.0
夕食合計		571	30.4	18.2	68.8	1308	124	3.4	314	5.8	0.54	0.51	117	2.61	43	4.74	67	4.3	3.0
6日目昼・夕合計		1086	53.2	32.5	143.0	2353	201	5.3	525	6.6	1.19	0.74	255	4.40	102	8.29	109	10.6	5.8

7日目の昼夕献立

昼食

料理名	掲載ページ	エネルギー (kcal)	たんぱく質 (g)	脂質 (g)	炭水化物 (g)	カリウム (mg)	カルシウム (mg)	鉄 (mg)	ビタミンA (μg)	ビタミンD (μg)	ビタミンB$_1$ (mg)	ビタミンB$_2$ (mg)	葉酸 (μg)	パントテン酸 (mg)	ビタミンC (mg)	n-3系多価不飽和脂肪酸 (g)	コレステロール (mg)	食物繊維 (g)	食塩相当量 (g)
きつねうどん	55	400	15.8	11.2	57.2	275	151	2.2	202	0.0	0.11	0.13	77	0.47	11	4.47	0	3.6	5.1
ささ身と白菜のごまあえ	55	91	10.6	4.0	3.1	346	68	0.6	8	0.0	0.07	0.08	52	1.44	14	0.90	27	1.3	0.5
バナナ	55	57	0.7	0.1	14.9	238	4	0.2	3	0.0	0.03	0.03	17	0.29	11	0.00	0	0.7	0.0
昼食合計		548	27.1	15.3	75.2	859	223	3.0	213	0.0	0.21	0.24	146	2.20	36	5.37	27	5.6	5.6

夕食

料理名	掲載ページ	エネルギー (kcal)	たんぱく質 (g)	脂質 (g)	炭水化物 (g)	カリウム (mg)	カルシウム (mg)	鉄 (mg)	ビタミンA (μg)	ビタミンD (μg)	ビタミンB$_1$ (mg)	ビタミンB$_2$ (mg)	葉酸 (μg)	パントテン酸 (mg)	ビタミンC (mg)	n-3系多価不飽和脂肪酸 (g)	コレステロール (mg)	食物繊維 (g)	食塩相当量 (g)
豚ヒレ肉のピカタ	57	244	23.6	12.0	7.6	457	17	1.3	40	0.7	1.21	0.33	12	1.23	1	2.91	158	0.2	1.0
チーズサラダ	57	141	6.8	10.3	5.6	240	186	0.4	93	0.0	0.05	0.12	54	0.29	27	1.78	20	1.5	1.0
なすのしょうがあえ	57	11	0.7	0.0	2.4	103	8	0.2	3	0.0	0.02	0.03	14	0.15	2	0.00	0	0.9	0.4
ごはん	57	193	3.3	0.5	41.9	48	3	0.4	0	0.0	0.04	0.01	6	0.36	0	0.17	0	0.3	0.0
夕食合計		589	34.4	22.8	57.5	848	214	2.3	136	0.7	1.32	0.49	86	2.03	30	4.86	178	2.9	2.4
7日目昼・夕合計		1137	61.5	38.1	132.7	1707	437	5.3	349	0.7	1.53	0.73	232	4.23	66	10.23	205	8.5	8.0

料理名	掲載ページ	エネルギー (kcal)	たんぱく質 (g)	脂質 (g)	炭水化物 (g)	カリウム (mg)	カルシウム (mg)	鉄 (mg)	ビタミンA (μg)	ビタミンD (μg)	ビタミンB1 (mg)	ビタミンB2 (mg)	葉酸 (μg)	パントテン酸 (mg)	ビタミンC (mg)	n-3系多価不飽和脂肪酸 (g)	コレステロール (mg)	食物繊維 (g)	食塩相当量 (g)
たんぱく質豊富な主菜&主食																			
魚貝																			
メカジキのしょうが焼き	64	231	17.2	12.3	10.5	554	9	0.8	84	7.3	0.11	0.20	52	0.76	74	3.42	58	1.6	1.4
タラのあったか野菜なべ	65	174	20.2	3.5	17.3	1180	246	2.7	65	0.7	0.30	0.29	203	1.34	69	1.70	35	5.1	3.3
マグロのステーキ	66	157	18.0	6.4	5.4	394	14	1.8	22	3.2	0.04	0.06	19	0.29	2	2.61	42	0.3	1.3
シーフードミックスの八宝菜	67	179	15.6	8.9	9.3	459	72	2.0	177	0.1	0.07	0.15	61	0.67	9	3.52	144	2.4	3.2
サワラの塩麹漬け焼き	68	180	18.4	8.0	1.7	447	19	0.8	18	5.6	0.08	0.32	40	1.03	2	1.64	48	1.2	1.2
サケのグラタン	69	350	28.5	16.9	21.5	721	207	1.2	71	25.7	0.24	0.46	128	2.12	15	3.22	67	3.4	1.9
カレイの煮つけ	70	154	18.9	5.6	5.2	362	78	0.4	77	3.6	0.19	0.22	56	2.27	15	1.53	108	0.9	1.1
ブリのソテーきのこマスタードソース	71	319	20.2	22.5	6.2	588	14	1.6	61	8.1	0.29	0.45	46	1.52	2	5.03	66	2.7	1.8
レンジdeカンタンタイの酒蒸し	72	187	18.5	9.1	5.4	796	85	0.6	70	2.0	0.07	0.08	29	0.25	3	1.62	60	2.1	1.1
エビチリトマト	73	277	17.4	12.7	19.0	514	76	1.7	46	0.0	0.08	0.08	58	0.39	15	5.11	129	1.4	2.5
サンマのかば焼き	74	417	15.2	30.9	11.7	285	29	1.4	39	11.9	0.03	0.25	26	0.66	10	8.44	52	0.5	1.5
サバのカレームニエル	75	232	14.1	14.4	11.1	464	11	1.1	124	3.4	0.20	0.21	59	0.94	77	1.98	37	2.3	0.8
イワシの梅干し煮	76	143	12.3	5.6	6.0	220	59	1.5	7	19.2	0.02	0.25	9	0.73	0	1.53	40	0.6	2.3
マグロのセビーチェ	77	226	16.2	14.4	9.9	843	35	1.7	63	1.2	0.12	0.19	85	1.11	56	1.52	26	3.7	1.0
カツオのたたき香味サラダ	78	127	16.7	4.4	4.6	474	26	1.6	55	2.4	0.13	0.15	38	0.59	16	0.39	36	1.0	1.1
冷や汁	79	468	23.7	14.8	57.7	532	235	3.0	23	1.1	0.20	0.15	56	0.89	7	5.60	41	3.5	3.2
肉																			
和風レンチンローストビーフ	80	270	16.6	14.8	15.7	570	47	2.5	104	0.1	0.17	0.22	67	0.89	41	3.00	43	2.3	1.6
プルコギ	81	361	17.9	19.7	23.6	687	58	1.9	196	0.3	0.16	0.26	87	1.29	15	3.20	49	3.8	3.5
牛しゃぶと春菊のナムル	82	423	18.5	36.1	2.7	452	50	2.0	125	0.6	0.09	0.18	66	0.61	10	5.52	59	1.1	1.3
甘酢揚げ鶏	83	185	14.9	8.7	10.2	518	25	0.8	50	0.1	0.14	0.17	36	1.04	17	2.60	61	1.3	1.0
鶏胸肉とほうれん草のクリーム煮	84	331	17.6	19.2	23.1	860	83	1.6	186	0.2	0.19	0.26	138	1.73	27	5.94	51	4.4	1.4
鶏もも肉の油淋鶏	85	368	19.1	21.3	21.7	522	42	1.2	44	0.4	0.15	0.21	77	1.06	28	4.74	90	1.6	3.0
焼き豚とにんじんのロールパン	86	332	20.0	15.2	25.9	410	34	1.2	211	0.6	0.73	0.21	26	1.00	3	3.00	49	1.6	1.7
豚スペアリブのマーマレード煮	87	494	16.8	35.6	19.8	379	23	1.1	32	0.5	0.54	0.19	48	0.97	30	3.53	70	1.4	2.4
豆・豆製品																			
大豆ゴロゴロドライカレー	88	599	19.2	19.9	79.5	662	79	2.8	36	0.3	0.33	0.21	42	1.43	41	3.32	38	6.1	2.7
油揚げdeキッシュ	89	273	18.2	18.2	9.2	481	271	1.8	195	0.8	0.21	0.40	89	1.09	19	3.59	132	2.3	1.2

料理名	掲載ページ	エネルギー (kcal)	たんぱく質 (g)	脂質 (g)	炭水化物 (g)	カリウム (mg)	カルシウム (mg)	鉄 (mg)	ビタミンA (μg)	ビタミンD (μg)	ビタミンB_1 (mg)	ビタミンB_2 (mg)	葉酸 (μg)	パントテン酸 (mg)	ビタミンC (mg)	n-3系多価不飽和脂肪酸 (g)	コレステロール (mg)	食物繊維 (g)	食塩相当量 (g)
乳・乳製品																			
スキムミルク入りおからいため	90	140	9.4	5.5	14.3	481	163	0.7	71	0.4	0.11	0.27	21	1.09	2	2.34	10	5.0	1.1
アサリのクラムチャウダー	91	241	13.8	7.4	30.5	489	175	9.6	51	0.4	0.15	0.27	45	1.17	29	0.98	45	3.5	2.2
卵																			
凍り豆腐の巣ごもり卵	92	283	23.6	15.5	11.4	285	250	3.6	78	0.9	0.08	0.26	81	0.97	29	6.34	210	2.0	3.6
温玉ささ身サラダ	93	167	17.2	7.7	6.9	518	61	1.5	153	0.9	0.13	0.33	93	2.32	28	1.75	237	1.7	0.8
魚肉加工品																			
さつま揚げのチーズ焼き	94	172	14.0	8.0	10.8	62	173	0.7	61	0.8	0.04	0.15	10	0.07	0	1.23	31	0.1	2.0
魚肉ソーセージのマヨ焼き	95	279	11.9	14.8	25.9	527	103	1.6	243	0.7	0.26	0.60	119	0.93	80	4.03	30	4.1	1.8
サバ缶と豆苗の卵とじ丼	96	517	25.2	16.4	62.5	495	233	3.2	202	5.2	0.18	0.60	106	1.50	26	4.25	172	2.3	2.5

血糖値スパイクを予防する副菜&おやつ

料理名	掲載ページ	エネルギー (kcal)	たんぱく質 (g)	脂質 (g)	炭水化物 (g)	カリウム (mg)	カルシウム (mg)	鉄 (mg)	ビタミンA (μg)	ビタミンD (μg)	ビタミンB_1 (mg)	ビタミンB_2 (mg)	葉酸 (μg)	パントテン酸 (mg)	ビタミンC (mg)	n-3系多価不飽和脂肪酸 (g)	コレステロール (mg)	食物繊維 (g)	食塩相当量 (g)
根菜																			
にんじん明太マヨきんぴら	102	110	5.1	4.4	11.5	252	28	0.4	526	0.2	0.12	0.12	27	0.70	20	1.68	57	1.8	1.7
きんぴらごぼう	103	69	1.6	2.6	10.4	218	38	0.5	144	0.0	0.04	0.04	35	0.20	2	1.09	0	3.0	0.9
にんじんしりしり	104	180	10.1	12.2	7.3	305	32	0.8	489	1.2	0.07	0.16	27	0.62	4	5.52	116	1.6	1.2
れんこんとごぼうのわさびマヨあえ	105	116	2.9	7.3	10.1	353	131	1.4	30	0.0	0.08	0.08	64	0.48	27	2.71	4	3.2	0.7
きのこ																			
えのきたけときゅうりの梅肉あえ	106	16	1.5	0.1	3.6	147	8	0.5	7	0.3	0.07	0.05	25	0.44	4	0.03	0	1.2	0.5
きのこの和風マリネ	107	61	3.7	3.5	7.9	367	4	0.7	8	1.7	0.16	0.19	51	0.98	0	0.36	0	3.9	1.7
豆・豆製品																			
チリコンカン	108	246	14.4	13.2	16.4	593	60	1.9	147	0.2	0.30	0.19	34	0.96	17	2.54	33	4.5	3.4
五色納豆	109	209	18.8	11.1	8.3	587	98	3.6	109	2.3	0.12	0.42	115	2.82	5	3.81	268	4.4	1.2
しらたき																			
しらたきの真砂あえ	110	35	5.1	0.9	3.2	78	80	0.6	5	0.3	0.14	0.09	11	0.74	7	0.26	70	2.9	1.1
海藻																			
わかめと切り干し大根の酢の物	111	36	1.4	0.1	8.4	384	48	0.4	33	0.0	0.05	0.05	33	0.21	12	0.03	0	2.2	0.9
おやつ																			
ミルクくずもち	112	157	6.8	1.9	28.9	415	159	0.9	1	0.0	0.04	0.21	16	0.64	1	0.99	3	1.3	0.2
みたらし豆腐団子	112	110	2.6	0.8	22.3	49	14	0.5	0	0.0	0.03	0.02	6	0.04	0	0.38	0	0.2	0.7
桃のスキムミルクヨーグルト添え	113	131	7.8	3.2	17.5	410	253	0.1	34	0.0	0.08	0.34	12	1.01	2	0.12	15	0.4	0.3
コロコロきな粉団子	113	119	7.8	5.2	13.0	455	40	1.7	0	0.0	0.03	0.05	45	0.28	1	2.83	0	3.7	0.0

PROFILE

■栄養指導・献立

羽根田千恵 はねだちえ

東京都健康長寿医療センター栄養科長。1990年女子栄養大学栄養学部栄養学科実践栄養学専攻卒業。管理栄養士。日本糖尿病療養指導士、栄養サポートチーム専門療法士。

西元博子 にしもとひろこ

東京都健康長寿医療センター栄養科主任技術員。1992年女子栄養大学栄養学部栄養学科実践栄養学専攻卒業。管理栄養士。日本糖尿病療養指導士。

西郷友香 さいごうゆか

東京都健康長寿医療センター栄養科。2009年女子栄養大学大学院栄養学研究科栄養学専攻(医療栄養学研究室)修士課程修了。管理栄養士。日本糖尿病療養指導士。栄養サポートチーム専門療法士。

■料理

村田のぞみ むらたのぞみ

家庭料理研究家。1985年女子栄養大学短期大学部卒業。

■企画・構成・取材・執筆・編集

古田有花 ふるたゆか

編集者、ライター。1989年情報出版社に入社。就職情報誌、結婚情報誌の編集者を経てフリーランスに。2017年女子栄養大学大学院栄養学研究科栄養学専攻修士課程修了。

■監修

荒木　厚 あらきあつし

東京都健康長寿医療センター内科総括部長(糖尿病・代謝・内分泌内科)。医学博士。1983年京都大学医学部卒業。日本糖尿病学会、日本老年医学会、日本病態栄養学会の専門医・指導医、日本内科学会総合内科専門医。研究テーマは高齢者糖尿病の栄養や認知機能。『シニアの糖尿病』(別冊NHKきょうの健康)、『ケースに学ぶ 高齢者糖尿病の診かた』(南山堂)ほか多数。

府川則子 ふかわのりこ

女子栄養大学栄養学部准教授。前東京都健康長寿医療センター栄養科長。日本糖尿病療養指導士、栄養サポートチーム専門療法士、病態栄養認定管理栄養士、がん病態栄養専門管理栄養士。2009年女子栄養大学大学院栄養学研究科修士課程修了。糖尿病、糖尿病腎症、慢性腎臓病、循環器疾患、フレイルなどの栄養相談に従事。

60歳からの血糖コントロールごはん

2018年2月15日　初版第1刷発行

著　者　荒木厚・府川則子・羽根田千恵・西元博子・西郷友香
発行者　香川明夫
発行所　女子栄養大学出版部
〒170-8481　東京都豊島区駒込3-24-3
電話 03-3918-5411(営業)
03-3918-5301(編集)
ホームページ　http://www.eiyo21.com
振　替　00160-3-84647
印刷・製本　中央精版印刷株式会社

ISBN978-4-7895-1843-7

STAFF

デザイン…門松清香

写真…松島均

マンガ・イラスト…ふじわらかずえ

食材イラスト(pp.24-25、p.58、pp.62-63、pp.100-101)
…横田洋子

スタイリング…渡辺孝子

校閲…くすのき舎